子宫腺肌病诊断与治疗

主　编　俞超芹　许　泓

副主编　张婷婷　王　莉　翟东霞　程　雯

编　者（按姓氏笔画排序）

王　莉　王　韵　庄梦斐　许　泓　孙　峰

李娟清　张　阳　张　晶　张婷婷　侯文杰

俞超芹　施　茵　黄秀峰　程　雯　翟东霞

编写秘书　张屹立

人民卫生出版社

·北京·

图书在版编目（CIP）数据

子宫腺肌病诊断与治疗 / 俞超芹，许泓主编.
北京：人民卫生出版社，2024.12. -- ISBN 978-7-117-37427-9

Ⅰ. R711.74

中国国家版本馆 CIP 数据核字第 2024X31V41 号

人卫智网	www.ipmph.com	医学教育、学术、考试、健康，购书智慧智能综合服务平台
人卫官网	www.pmph.com	人卫官方资讯发布平台

子宫腺肌病诊断与治疗
Zigongxianjibing Zhenduan yu Zhiliao

主　　编：俞超芹　许　泓
出版发行：人民卫生出版社（中继线 010-59780011）
地　　址：北京市朝阳区潘家园南里 19 号
邮　　编：100021
E - mail：pmph @ pmph.com
购书热线：010-59787592　010-59787584　010-65264830
印　　刷：北京顶佳世纪印刷有限公司
经　　销：新华书店
开　　本：710×1000　1/16　印张：10
字　　数：180 千字
版　　次：2024 年 12 月第 1 版
印　　次：2025 年 1 月第 1 次印刷
标准书号：ISBN 978-7-117-37427-9
定　　价：75.00 元
打击盗版举报电话：010-59787491　E-mail：WQ @ pmph.com
质量问题联系电话：010-59787234　E-mail：zhiliang @ pmph.com
数字融合服务电话：4001118166　E-mail：zengzhi @ pmph.com

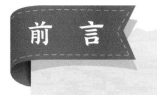

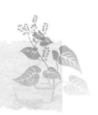

前　言

　　子宫腺肌病是妇科常见病和疑难病，其主要症状为月经量多、异常子宫出血、痛经及不孕，严重影响女性的工作和生活。同时，子宫腺肌病也是导致子宫全切的主要原因。因此，子宫腺肌病被认为是对女性生活和工作有重大影响的公共卫生问题。随着阴道超声、磁共振等诊断方法的确立，子宫腺肌病的检出率有逐年增加的趋势。

　　子宫腺肌病病情复杂，临床表现存在明显异质性。在临床诊断过程中，面对异常子宫出血、痛经或不孕等不同诉求的患者，尤其是面对严重的异常子宫出血并伴有血栓风险、难以缓解的痛经或慢性盆腔痛时，如何进行临床抉择是临床医生面临的棘手问题。

　　目前子宫腺肌病的治疗主要有激素治疗、介入治疗和手术治疗等方法。激素治疗是子宫腺肌病治疗的一线选择，包括口服避孕药、高效孕激素、促性腺激素释放激素激动剂、左炔诺孕酮宫内缓释系统等。以上治疗方法在改善子宫腺肌病异常子宫出血、痛经方面有较好的疗效，但也存在着不规则阴道出血、肝功能损伤，以及部分女性异常子宫出血、痛经无法缓解等问题。基于子宫腺肌病是雌激素依赖性、进展性慢性疾病，因此制订有效的长期管理策略和方法对于子宫腺肌病的诊治具有十分重要的意义。

　　中医药在治疗子宫腺肌病方面有其独特的优势和疗效，在子宫腺肌病诊治过程中占有重要的地位。将中医、西医有机融合，取长补短，优势互补，对于子宫腺肌病的长期管理是明智的选择。然而，目前有关子宫腺肌病的专著大多是西医方面内容，缺乏中医药的介入，甚少中西医结合方面内容，故而，我们萌生了撰写子宫腺肌病中西医结合诊治的专著。参与本书编写的编者均为中医妇科、西医妇科，以及中西医结合妇科行业权威专家，她们均长期从事子宫腺肌病的临床治疗和基础研究，在子宫腺肌病诊治方面具有丰富的经验和独到的见解。本书对子宫腺肌病的流行病学、组织病理学等方面进行了详细介绍，并从中西医角度阐述了子宫腺肌病的病因学，以及中西医结合诊治

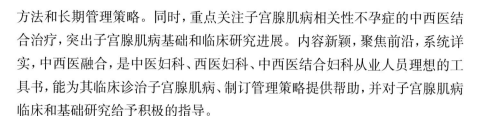

方法和长期管理策略。同时，重点关注子宫腺肌病相关性不孕症的中西医结合治疗，突出子宫腺肌病基础和临床研究进展。内容新颖，聚焦前沿，系统详实，中西医融合，是中医妇科、西医妇科、中西医结合妇科从业人员理想的工具书，能为其临床诊治子宫腺肌病、制订管理策略提供帮助，并对子宫腺肌病临床和基础研究给予积极的指导。

本书能顺利面世离不开编者们的大力支持，同时也离不开山珊、刘晔、李国静、杨乃萍、杨叶平、杨旖赛、陈文雅、顾倪浩、郭彦彦、李湘霖等研究生的辛勤付出，在此，我们向全体成员致以最诚挚的感谢！由于编者虽竭尽所能、精益求精，但难免有不妥或错漏之处，诚挚希望广大读者提出宝贵意见和建议，欢迎发送邮件至邮箱 renweifuer@pmph.com，或扫描下方二维码，关注"人卫妇产科学"，对我们的工作予以批评指正，以期再版修订时进一步完善，更好地为大家服务。

俞超芹　许　泓

2024 年 12 月

目 录

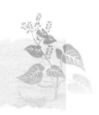

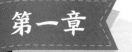

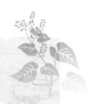

子宫腺肌病的病因学

第一章

第一节　现代医学观点

子宫腺肌病（adenomyosis，AM），简称腺肌病，是子宫内膜腺体和间质侵入子宫肌层，形成弥漫型或局限型病变的炎症性、雌激素依赖性疾病。由于诊断方法不同，子宫腺肌病发病率临床报道并不一致，在5%～70%之间。

最早描述子宫腺肌病的学者是1860年德国病理学家卡尔•冯•罗基坦斯基，他发现了子宫内膜腺体嵌入子宫肌层的现象，并将此命名为"子宫腺样囊性肉瘤（cystosarcoma adenoids uterinum）"。19世纪后期Meyer提出子宫腺肌病"上皮异位"机制理论（"epithelial heterotopy"）。Cullen进一步提出了子宫内膜腺体和子宫内膜间质侵入子宫内膜下肌层的子宫腺肌病发病机制。1925年，Frankl提出了"子宫腺肌病"术语。1972年，Bird等人提出了子宫腺肌病的组织学定义，认为子宫腺肌病的特征是"子宫内膜良性侵入肌层，导致子宫弥漫型增大，镜下显示为异位、非肿瘤性子宫内膜腺体和间质，被肥厚和增生性肌层包围。"现代组织学定义由此诞生。

子宫腺肌病的临床症状及严重程度在不同的患者中有较大差异，但其典型的临床表现主要有慢性盆腔痛、月经过多、经期延长和不孕。其严重的疼痛、异常子宫出血、生育能力下降等症状严重影响患者的生活质量。目前尚不清晰子宫腺肌病的病因，但近年来医学界对其发病机制的认识有了很大的进展，提出了一系列学说。

一、子宫内膜损伤内陷学说

子宫内膜损伤内陷学说是指在创伤等因素作用下，子宫内膜肌层交界区损伤，导致子宫内膜腺体和间质突破子宫内膜肌层交界区屏障，侵入子宫肌层，并在激素的影响下增殖、周期性出血及肌纤维结缔组织增生，形成的弥漫型病变或局限性病变，并诱导子宫内膜肌层交界区和外肌层中肌细胞的肥大和功能障碍。

（一）子宫解剖特点

子宫是生殖系统的重要器官，其结构与其他管腔器官明显不同。人体的管腔器官，如食管、肠道等一般有黏膜层、黏膜下层、肌层、浆膜层四层结构，而子宫只有内膜层、肌层、浆膜层三层结构，缺乏黏膜下层。

子宫内膜层由功能层子宫内膜和基底层子宫内膜组成。子宫内膜异位症通常被认为起源于功能层子宫内膜，而子宫腺肌病起源于基底层子宫内膜。在经期，随着雌激素、孕激素水平的下降，功能层子宫内膜脱落，而基底层子宫内膜在月经期间保持完整。经血通过输卵管逆流进入盆腔，在腹膜、卵巢等部位种植形成子宫内膜异位症。基底层子宫内膜在反复的组织损伤或创伤修复等过程中，突破子宫内膜肌层交界区，发展为子宫腺肌病。

基底层子宫内膜具有与功能层子宫内膜不同的特点：①基底层子宫内膜在整个月经周期持续存在；②基底层腺体增生能力较弱；③基底层腺细胞缺乏分泌特征。免疫组织化学显示，在分泌期和月经期，基底层子宫内膜中雌激素受体（estrogen receptor，ER）和孕激素受体（progesterone receptor，PR）的表达明显低于功能层子宫内膜。而增殖期的功能层子宫内膜和基底层子宫内膜 ER 和 PR 表达水平相似。研究发现，基底层子宫内膜中 Ki-67 指数、TUNEL 检测（TdT-mediated dUTP nick-end labeling）阳性细胞和活化的胱天蛋白酶（cysteine aspartic acid specific protease）-3 免疫反应细胞数量明显低于功能层子宫内膜。这些发现表明，子宫内膜的功能层子宫内膜和基底层子宫内膜在生物学上存在差异。

与基底层子宫内膜紧密相连的是内肌层（inner myometrium，IM）。在结构上，子宫肌层由两层组成：外纵层（outer myometrium，OM）和平滑肌细胞（smooth muscle cell，SMC）组成的 IM。IM 又称为"古子宫"。

（二）子宫结合带

Hricak 于 1983 年首次通过磁共振成像（magnetic resonance imaging，MRI）检查，确认一个新的子宫功能区域，即子宫肌层内面与子宫内膜之间的交界处，称之为子宫结合带（junction zone，JZ），又称子宫内膜肌层交界区（endometrial-myometrial interface，EMI），由基底层子宫内膜和内 1/3 肌层构成。该子宫内膜下肌层是子宫的"内肌层"。MRI 显示，在 T_2 加权图像上，子宫壁由高信号强度的子宫内膜、中信号强度的 OM 和低信号强度的 JZ 组成。

虽然 JZ 和 OM 组织学上没有区别，但它们的胚胎起源、结构和生理作用上有明显的不同。JZ 与子宫内膜起源于米勒管，而 OM 起源于间充质。OM 在卵生动物中是不存在的，其在胎生动物的子宫中进化形成。在组织结构方面，JZ 和 OM 的肌细胞密度和排列不同，JZ 表现为不规则的、密集排列的圆形肌纤维，而 OM 则表现为规则的、以纵向为主的平滑肌细胞束。超微结构上，与 OM 相比，JZ 表现为核质比增加，细胞外基质（主要是弹性蛋白）减少，结缔组织与肌细胞比降低，水分含量减少。功能上，JZ 比 OM 含有更少的收缩因子，JZ 周期依赖性的定向（宫颈←→宫底）收缩幅度明显低于 OM。虽然，两者有明显的差别，但从 JZ 到 OM 的变化循序渐进，无明显分区。据报道，在细胞水平上，与 OM 中终分化的 SMC 相比，JZ 由未分化的 SMC 表型组成。OM 在整个妊娠过程中对胎儿起保护作用，并在分娩时收缩促进了胎儿的娩出，相比之下，JZ 的功能却更为复杂。

JZ 独立于子宫 OM 发挥独特的生理作用。一方面，JZ 可作为生理屏障，防止子宫内膜组织的侵袭；另一方面，JZ 可出现周期性蠕动，在生殖过程中发挥重要的作用。由于 JZ 存在丰富的 ER 和 PR，其功能受到性激素的调节，且其厚度从增殖早期到分泌晚期不断增加。在雌、孕激素的作用下，JZ 蠕动的频率、强度和方向都随月经周期而发生变化。在正常月经周期的卵泡期和排卵前期，JZ 的蠕动波主要从宫颈到子宫底，收缩频率高、速度快，持续到排卵，这有助于精子运输和精卵结合。在黄体期，由于孕激素的影响，JZ 蠕动能力下降，变为短而不对称的蠕动波，从子宫底扩散到子宫颈。子宫处于相对安静的状态，减少了胚胎着床时的机械刺激，对维持早期胚胎存活和生长，以及优化蜕膜的能量储备具有重要意义。在月经期，从子宫底到宫颈的蠕动波是主波，而且这个蠕动波的振幅也达到最大值，促进子宫内膜剥脱及经血顺利排出。

（三）子宫内膜损伤内陷学说依据

流行病学研究发现，有剖宫产、多次流产、子宫肌瘤切除、诊断性刮宫、放置宫内节育器等子宫或宫腔手术操作史的女性，子宫腺肌病的发病率是无子宫或宫腔手术操作史女性的 1.5 倍。子宫及宫腔的手术操作能够引起子宫内膜及 JZ 损伤，以致组织损伤和修复（tissue injury and repair，TIAR）机制被激活，促进局部炎症因子和雌激素的产生，导致基底层的内膜组织向内凹陷，通过上皮细胞-间充质转分化（epithelial mesenchymal transdifferentiation，EMT），并逐渐向子宫肌层侵入，最终导致子宫腺肌病的形成。

研究显示，重复性组织损伤会导致局部脉管系统破坏和血液外溢，引起组织缺氧。组织缺氧导致血小板聚集、雌激素产生增加，血管内皮生长因子（vascular endothelial growth factor，VEGF）、环氧合酶-2（cyclooxygenase-2，COX-2）和前列腺素 E_2（prostaglandin E_2，PGE_2）过表达，这些都可能促进细胞增殖、迁移，从而导致基底层子宫内膜细胞内陷到肌层。

正常 JZ 破裂后，子宫内膜基底层内陷至肌层。异位的子宫内膜组织在肌层以岛状呈弥漫型分布；在少数的情况下，这些岛状的子宫内膜组织以局限性形式出现，称为腺肌瘤。异位内膜类似于基底层子宫内膜，子宫内膜基底层和腺肌病病灶存在的直接联系进一步证实了子宫内膜损伤内陷学说。

JZ损伤，子宫内膜内陷导致子宫腺肌病产生的病理过程中还涉及许多因素。研究显示，子宫腺肌病患者较之正常女性的子宫内膜，其子宫内膜细胞迁移、增殖、EMT及抗凋亡能力增强，细胞外基质功能紊乱。

1. 子宫内膜细胞迁移及 EMT　子宫内膜组织内陷，突破JZ，侵入子宫肌层，这与子宫内膜间质细胞的侵袭能力密切相关，并与子宫腺肌病患者肌层组织的内环境亦有关联性。研究显示，来自子宫腺肌病患者的异位子宫内膜间质成纤维细胞（endometrial stromal fibroblast，eSF）与对照组相比具有较高的体外侵袭能力；且与对照组相比，子宫腺肌病患者的肌层肌细胞可增强 eSF 的侵袭能力。研究显示，异位内膜组织可自分泌雌激素，并存在雌激素代谢异常，导致局部病灶雌激素水平增高，而增高的雌激素可增强子宫内膜细胞的侵袭性。提示子宫腺肌病患者子宫内膜和肌层与局部内环境之间存在内在的互作关系。

虽然间充质细胞（如 eSF）存在迁移到肌层的可能性，但子宫内膜上皮细胞如何出现在肌层尚不清楚。由于子宫内膜上皮细胞（endometrial epithelium cell，eEC）缺乏侵袭及迁移能力，因此，子宫腺肌病患者的 eEC 通过 EMT 获得侵袭性和转移性表型，是 eEC 迁移到肌层的关键。也有推测子宫腺肌病肌层中的 eEC 可能是子宫内膜间充质细胞（如 eSF）迁移到肌层后，因间充质细胞-上皮细胞转分化或基质成纤维细胞诱导的细胞转分化所致。

EMT 是指上皮细胞通过特定程序转化为具有间质表型细胞的生物学过程。EMT 在慢性炎症、组织重建、癌症转移和多种纤维化疾病中发挥了重要作用，其主要的特征有上皮细胞标志物，如桑葚胚黏着蛋白（uvomorulin）、紧密连接蛋白（tight junction protein，TJP）表达降低，而间充质标志物，如波形蛋白（vimentin）、α- 平滑肌肌动蛋白（α-smooth muscle actin，α-SMA）、成纤维细胞特定蛋白 -1（fibroblast specific protein-1，FSP-1）等表达升高。通过 EMT，上皮细胞失去了细胞极性，失去与基底膜及细胞间的连接等上皮表型，获得了产生纤维连接蛋白和胶原纤维等细胞外基质，以及分泌炎症因子、纤维细胞生长因子、VEGF 等间质表型。EMT 可被多种细胞外信号激发，如转化生长因子 -β1（transforming growth factor，TGF-β）、上皮生长因子（epidermal growth factor，EGF）、肝细胞生长因子（hepatocyte growth factor，HGF）等。EMT 涉及 β 联蛋白和 Wnt 信号传递，以及 Nail、Slug、Twist、ZEB1、SIP1 等转录因子。

研究发现，子宫腺肌病的异位子宫内膜中核 β 联蛋白明显升高，桑葚胚黏着蛋白表达降低，同时神经钙黏素（N-cadherin）和波形蛋白（vimentin）表达上调。在子宫腺肌病小鼠模型中，β 联蛋白激活诱导 Snail 和 ZEB1，抑制桑葚胚黏着蛋白表达，促进 EMT。此外，异位子宫内膜可通过增加神经纤毛蛋白 -1（Neuropilin-1，NRP-1）和整合素连接激酶的表达和激活而诱导 EMT。

此外，血小板聚集和激活也可能是子宫腺肌病中 EMT 的原因之一。研究发现，与对照组在位子宫内膜相比，子宫腺肌病患者的在位子宫内膜血小板聚集明显增高，EMT 标志物显著增加。抗血小板治疗可抑制子宫内膜细胞的肌层浸润。动物实验研究也显示，子宫腺肌病小鼠模型血小板聚集增加。血小板被二磷酸腺苷活化时可释放大量的转化生长因子 -β（transforming growth factor-β1，TGF-β1），TGF-β1 可通过磷酸化 Smad3 和波形蛋白促进 EMT。

细胞运动是指从细胞边界的不协调褶皱到单个细胞的迁移，再到内聚细胞群的集体运动。细胞迁移是细胞入侵的基础，可分为单个细胞迁移和集体迁移。集体迁移（collective cell migration）是指多个细胞黏附在一起成为细胞簇或细胞层进行协同性迁移。集体迁移时，细胞在移动时保持连接，形成迁移队列。迁移队列的形成是肌动蛋白细胞骨架的多细胞极性和"超细胞"组织为迁移产生的牵引力和突出力所致，使细胞在运动过程中保持物理和功能上的联系。此外，移动的细胞群沿着迁移路径，对细胞外基质（extracellular matrix，ECM）进行二次修饰，从而在结构上改变组织，为迁移创造条件。研究还显示，细胞内聚和偶联的显著三位一体形成了一条迁移轨迹，并在子宫内膜中由差异表达基因（differentially expressed genes，DEG）衍生的生物过程引导细胞迁移。研究表明，集体细胞迁移在深部子宫内膜异位症病灶形成和子宫腺肌病的侵袭过程中发挥潜在作用。

2. 细胞的增殖和存活能力 子宫内膜细胞在生理条件下有着周期性的凋亡，这是子宫内膜细胞更新和形成月经的基础。研究显示，子宫腺肌病患者的子宫内膜间质细胞，表现出比健康对照者更强的迁移和增殖能力，以及更低的凋亡水平。二代测序（next-generation sequencing，NGS）研究表明，子宫腺肌病患者在位内膜组织存在一些基因表达异常，以及基因突变，尤其是表观遗传学异常，这些异常促进在位内膜细胞的侵袭及增殖能力。在子宫腺肌病中发现的腺上皮细胞基因突变中一半以上涉及 *KRAS* 基因。*KRAS* 突变通过改变下游信号通路影响基因表达，促进腺上皮细胞增殖，并诱导孕激素受体（progesterone receptor，PR）基因超甲基化，降低子宫内膜上皮细胞中 PR-A 和 PR-B 的表达水平，导致孕酮抵抗。然而，子宫腺肌病的 *KRAS* 突变仅限于上皮细胞，主要在基底层内膜和子宫腺肌病组织的腺上皮中检测到。

KRAS 突变的克隆腺上皮一旦被包裹在肌层中，就更容易存活。*KRAS* 突变可能会增强这些克隆的扩张或侵袭。

MIR503HG 是一个 786bp 长的长链非编码 RNA（long noncoding RNA，lncRNA），位于染色体 Xq26.3 上，可以调控多种细胞过程。*MIR503HG* 在子宫腺肌病患者的子宫内膜组织中低表达。过表达 *MIR503HG* 可抑制子宫内膜间质细胞活力、迁移和侵袭能力，同时增强细胞凋亡，并直接靶向子宫腺肌病患者子宫内膜组织中高表达的 miR-191，使其下调。在胚胎干细胞（embryonic stem cell，ESC）中，miR-191 的下调抑制了 ESC 的活力、迁移和侵袭能力，以及神经钙黏素和 β 联蛋白的表达水平，同时增强了 ESC 的凋亡和桑葚胚黏着蛋白的表达。此外，miR-191 的下调部分逆转了 *MIR503HG* 下调的作用。总的来说，*MIR503HG* 过表达阻碍了子宫腺肌病患者子宫内膜内皮细胞的增殖和迁移，同时通过靶向 miR-191 抑制 Wnt 信号传递 /β 联蛋白通路促进细胞凋亡。

3. 细胞外基质功能失调　异常的 ECM 可能有助于子宫内膜细胞迁移和侵入肌层、组织纤维化，促进子宫腺肌病的发生发展。研究发现，子宫腺肌病患者的子宫内膜存在炎症诱导的 ECM 重塑、细胞内聚和偶联，形成了引导细胞迁移的迁移轨迹和驱动力。赖氨酰氧化酶（lysyl oxidase，LOX）是一种铜依赖性胺氧化酶，通过交联 ECM 蛋白、胶原蛋白和弹性蛋白，在结缔组织基质的生物生成中起着至关重要的作用。子宫腺肌病在位子宫内膜 *LOX* 基因表达显著降低，基质金属蛋白酶（matrix metalloproteinase，MMP）的 MMP2、MMP3 和 MMP9 表达显著增高，为子宫内膜细胞迁移和侵入肌层创造了条件。子宫腺肌病病理过程也是组织纤维化的过程。子宫腺肌病纤维形成大致可分为四个阶段：组织损伤的开始；成纤维细胞的炎症和激活；ECM 的合成；ECM 的沉积。ECM 成分的逐渐积累是导致子宫腺肌病纤维化的关键。而 MMP 家族在维持 ECM 稳态和胶原形成方面发挥重要作用。纤维蛋白 1（fibulin-1，FBLN1）是一种重要的 ECM 蛋白，作为一种分泌的糖蛋白，在胶原沉积过程中促进其他 ECM 成分的稳定和结合。光蛋白聚糖（lumican，LUM）是一种小的富含亮氨酸的 ECM 蛋白多糖，参与胶原原纤维组装和 ECM 结构成分的调节，与胶原稳态和纤维形成有关。子宫腺肌病异位内膜组织 FBLN1 和 LUM 水平及 MMP1、MMP9 水平显著升高，这些结果证实子宫腺肌病患者在位子宫内膜及异位子宫内膜组织均存在 ECM 功能失调，促进子宫腺肌病疾病的发生发展。

因此，MMP、LOX、FBLN1、LUM 和连接蛋白诱导的异位子宫内膜 ECM 功能失调可能促进子宫内膜内陷至肌层，导致子宫腺肌病。

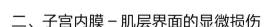

二、子宫内膜－肌层界面的显微损伤

子宫及宫腔的手术操作能够引起子宫内膜及 JZ 损伤，子宫内膜基底层内陷或侵入肌层，形成子宫腺肌病。但没有子宫及宫腔手术史的未生育妇女也可能发展为子宫腺肌病。研究还显示，经产妇子宫腺肌病的发生率高于未产妇。多胎是子宫腺肌病的潜在危险因素。同样，有一次或多次自然流产史的妇女也面临更高的风险。这可能是由于妊娠期间滋养层细胞的侵入扰乱 JZ，也可能是妊娠引起 JZ 物理损伤增高所致。与子宫内膜异位症相反，JZ 也可能被月经期子宫内膜的反复剥脱和相关的肌层收缩所破坏。这些结果显示，除 JZ 的物理创伤外，生理创伤（"微创伤"）与子宫腺肌病也存在关联性。JZ "微损伤"被认为是由于在妇女的生殖生命周期中持续循环的子宫蠕动活动造成的，而雌二醇（estradiol，E_2）在此过程中具有双重作用。

1. 组织损伤和修复　宫腔操作或妊娠等引起子宫内膜组织损伤或"微损伤"，启动白细胞介素 -1（interleukin-1，IL-1）诱导的 COX-2 的激活，导致 PGE_2 的产生；PGE_2 是类固醇性急性调节蛋白（steroid acute regulatory protein，STAR）和 P450 芳香化酶表达的诱导剂，可促进损伤组织中的 STAR 和 P450 芳香化酶表达，促进了雌激素的生成，雌激素又可促进 COX-2 表达，组成 COX-2-PGE_2-芳香化酶 - 雌激素的正反馈环，形成通过雌激素受体 β（estrogen receptor β，ERβ）促进愈合的高雌激素环境。因此，在正常组织中，可以通过 TIAR 的过程合成雌二醇（estradiol，E_2），促进组织损伤后的愈合。

2. 持续的自主微损伤　有研究表明，子宫内膜 E_2 在 TIAR 后的子宫蠕动过度和微创伤中起着重要作用。控制性卵巢刺激时，子宫内膜下 IM 的蠕动活性随着外周 E_2 水平的升高而显著增加。此外，在位子宫内膜中 E_2 的增加通过雌激素受体 α（estrogen receptor α，ERα）和催产素刺激 IM 蠕动，从而对基底中线（fundo-cornual raphe）附近的肌细胞施加超生理的机械压力。重复和持续的过度拉伸肌细胞和成纤维细胞诱导 JZ 的微损伤。这种微损伤可以激活 TIAR 过程并通过 IL -1 诱导形成 COX-2-PGE_2- 芳香化酶 - 雌激素的正反馈环，促进 E_2 的局部合成。虽然增加的 E_2 通过 ERβ 促进愈合，但它也通过 ERα，促进催产素介导的过度蠕动，抑制愈合过程，并进一步增加 JZ 的微损伤。因此，慢性 IM 高蠕动导致自创伤和 ZJ 破坏的重复循环产生了正反馈机制，潜在地促进了子宫内膜基底膜向肌层的内陷，最终导致子宫腺肌病病变的形成。

三、化生学说及干细胞学说

虽然有许多证据支持子宫腺肌病的子宫内膜内陷理论，但有证据表明其他机制可能也发挥着作用。例如，在缺乏功能的子宫内膜的先天性子宫阴道缺如综合征(Mayer-Rokitansky-Kuster-Hauser syndrome)患者的肌层中存在子宫腺肌病病灶。这无法用子宫内膜损伤内陷学说来解释。因此，有学者提出化生学说和干细胞学说。

1. 米勒管化生学说 子宫内膜及内膜下肌层可以看成一个整体，称为"古子宫"。从胚胎发育起源上讲，子宫内膜及内膜下肌层均来源于米勒管，受激素调节发生周期性变化，而外肌层则不是由米勒管发育而来，称为"新子宫"。具有分化潜能的米勒管遗迹在 IM 肌层内化生为子宫内膜的腺体及间质，在雌孕激素的作用下发生周期性变化并出现周期性出血，局部产生大量炎症细胞因子、前列腺素等，促进异位病灶增殖、平滑肌细胞纤维化，从而导致子宫腺肌病。

2. 干细胞学说 子宫内膜及经血中发现子宫内膜上皮祖细胞和间充质干细胞(mesenchymal stem cell, eMSC)，它们分别可分化为 eEC 和 eSF。正常情况下，位于 ZJ 腺腔及血管旁的子宫内膜的干/祖细胞处于静息状态，当高雌激素、蠕动和 TIAR 诱导的 JZ 微损伤可能激活子宫内膜干/祖细胞，使其出现增殖、再生和分化，并穿越 JZ，侵入肌层，形成子宫腺肌病。最近的体细胞突变分析表明，子宫腺肌病病灶中的上皮细胞和在位子宫内膜中的上皮细胞来自相同的子宫内膜上皮祖细胞。同时，研究发现，来自子宫腺肌病患者异位子宫内膜培养的 eSF 可分化为间质细胞谱系并表达 MSC 表面标志物。进一步研究显示，子宫腺肌病病灶中含有几种成体干细胞，它们有分化成功能性子宫内膜的潜力。

除了子宫内膜基底部的干细胞直接穿越 JZ，侵入肌层外，逆行月经中的成体干细胞也可能"由外向内侵袭"，从子宫浆膜层侵袭进入子宫肌层，发展成为子宫腺肌病。在子宫内膜异位症/子宫腺肌病患者中，OM 后壁子宫腺肌病和深部浸润型子宫内膜异位症结节的高度并发性支持了这一理论。

四、子宫腺肌病相关发病机制

(一)基因多态性

子宫腺肌病相关基因存在多态性，涉及子宫腺肌病发生发展过程的遗传变异，包括类固醇激素功能、ECM 失调、血管生成、TIAR 和炎症。

细胞色素 P450 1A(CYP1A)是一种参与内源性激素、毒性物质和药物代谢的解毒酶。CYP1A 亚家族主要是由 CYP1A1 和 CYP1A2 组成。CYP1A1 和 CYP1A2 催化形成一种具有弱雌激素活性且不促进增殖作用的代谢物 2- 羟雌甾酮，CYP19 所编码的芳香化酶通过芳香化将雄烯二酮和睾酮分别转化为雌酮（estrone，E_1）和 E_2。此外，儿茶酚 - O - 甲基转移酶（catechol-O-methyltrans-ferase，COMT）也参与雌激素代谢。许多研究发现，*CYP* 基因和 *COMT* 基因变异可以增加子宫腺肌病等雌激素依赖性疾病的风险。与没有子宫腺肌病的女性相比，子宫腺肌病患者 *CYP1A1* 基因的 T/C 和 C/C 基因型中的 C 等位基因，*CYP1A2* 基因的 C/A 和 A/A 基因型中的 A 等位基因，以及 *CYP19* 基因的 T 等位基因和 C/T 和 C/C 基因型中的 C 等位基因频率都有所增加；而 *CYP1A2* 基因突变的等位基因、杂合子和突变纯合子基因表型频率均有所降低。此外，*COMT 158 G/A* 基因多态性导致患子宫腺肌病的风险增加，其中尤其增加中国人患子宫腺肌病的风险。这些结果进一步证明了雌激素代谢基因的多态性在子宫腺肌病疾病发生中的作用。

子宫腺肌病是雌激素依赖性疾病，雌激素通过 ER 促进异位病灶的增殖。而孕激素通过 PR 拮抗雌激素的作用。研究显示，雌激素受体 α（estrogen receptor α，ERα）多态性及表达升高，孕激素受体异构体 B（progesterone receptors isoform B，PR-B）表达降低与子宫腺肌病发生风险增高有关。Kitawaki 等研究发现 *ERα* 基因的 Pvu II 多态性与子宫腺肌病风险有关。雌激素或雌激素样物质也可以经过膜受体，即 G 蛋白偶联雌激素受体（G protein coupled estrogen receptor，GPER），又称为 GPR30，发挥功能，G 蛋白偶联雌激素受体是雌激素非基因通路信号转导过程的重要介导因子，在雌激素依赖性疾病中具有重要的意义。研究显示，GPR30 与 E_2 具有高亲和力，其亲和力比 ERα 高 10 倍。GPR30 的 *SNP rs4266553* 的 C 等位基因在子宫腺肌病患者中的频率高于非子宫腺肌病患者。因此，类固醇激素及其受体的多态性可能参与了子宫腺肌病的发病机制。

MMP 可降解细胞外基质 ECM 中的各种蛋白成分，在细胞侵袭转移中起关键性作用。荟萃分析表明，子宫腺肌病患者存在 MMP-1-1607 1G/2Gs 和 MMP-2 21306C/T 多态性，并与子宫腺肌病的高风险相关。此结果支持 ECM 功能障碍在子宫腺肌病发病中的作用。血管生成是支撑异位病灶生存的重要条件。研究发现 VEGF-2578C/A、VEGF-1154G/A 多态性中 A 等位基因的携带者子宫腺肌病发病风险增加。COX-2 通过 PGE_2 促进 E_2 生成，在 TIAR 病理生理过程中，促进子宫内膜组织的内陷、迁移和子宫腺肌病的形成。研究显示，*COX-2* 基因启动子区 −1195 位点的 G 向 A 的遗传变异已被证明会增加子宫腺肌病的风险。因此，基因功能的改变，如类固醇激素功能、ECM 失调、血管生成、TIAR 和炎症介质的基因功能改变，可能是子宫腺肌病发病的驱动因素。

（二）表观遗传学

表观遗传是指在非 DNA 序列变化情况下，通过 DNA 甲基化、基因组印记（genomic imprinting）、母体效应（maternal effects）、基因沉默（gene silencing）等途径将遗传信息保存并传递给子代的遗传机制。DNA 甲基化是常见的一种表观遗传现象。在 DNA 甲基化转移酶的作用下，基因组 CpG 二核苷酸的胞嘧啶 5 号碳位共价键结合一个甲基基团，引起染色质结构、DNA 构象、DNA 稳定性及 DNA 与蛋白质相互作用方式的改变，从而控制基因表达。已有研究显示，子宫腺肌病存在表观遗传改变。脱氧核糖核酸甲基转移酶（DNA methyltransferase，DNMT）是一类催化甲基转移到 DNA 的酶。子宫腺肌病患者异位子宫内膜 DNMT1 和 DNMT3B 水平显著升高，而在位和异位子宫内膜 DNMT3A 水平降低。此外，在子宫腺肌病女性的在位子宫内膜中检测到 PR-B 的启动子高甲基化和 PR-B 表达的沉默，导致孕激素抵抗。CCAAT/ 增强子结合蛋白 β（CCAAT/ enhancer binding protein β，CEBPB）是一种调控基因表达以控制细胞增殖、分化和代谢的转录因子。研究显示 DNA 低甲基化和 CEBPB 的表达增加也与子宫腺肌病的发生有关。除了 DNA 甲基化，组蛋白乙酰化和去乙酰化也是重要的表观遗传现象。组蛋白乙酰化与基因活化、DNA 复制相关，组蛋白的去乙酰化和基因的失活相关。研究发现子宫腺肌病妇女的子宫内膜 I 类组蛋白脱乙酰酶（histone deacetylase，HDAC）存在异常表达和定位。与正常子宫内膜相比，子宫腺肌病患者的在位和异位子宫内膜中 HDAC1 和 HDAC3 的表达都明显增高。RNA 甲基化是在甲基转移酶的催化下，RNA 的甲基腺嘌呤被选择性地添加甲基基团的化学修饰现象。RNA 甲基化主要在转录后水平上调控基因表达。它主要形式为 m^6A 甲基化。m^6A 甲基化修饰是可逆化的，包括甲基转移酶（methyltransferase）、去甲基化酶（demethylase）和甲基化阅读蛋白（readers）等共同参与。m^6A 甲基化及其调控因子在某些生理过程和侵袭性疾病的调控中发挥着重要作用。研究表明，与对照组相比，子宫腺肌病患者异位子宫内膜的甲基转移酶 - like 3（methyltransferase-like 3，METTL3）和总 m^6A 水平下降。此外，在肌层中，参与细胞黏附、肌肉收缩和免疫反应的 m^6A RNA 甲基化聚集调节因子，在有或无子宫腺肌病女性中也存在差异。因此，m^6A RNA 甲基化调控因子可能通过在子宫内膜和子宫肌层中的异常表达和作用参与了子宫腺肌病的发病机制。

（三）类固醇激素异常

子宫腺肌病是一种雌激素依赖性疾病。1998 年 Mori 等研究发现，长期给予雌激素可诱发小鼠、兔、豚鼠和猴子宫腺肌病的形成。给予雌激素 1～2 年可诱发兔子宫腺肌病；给予小鼠雌激素（10 个月以上）可诱发小鼠子宫腺肌病。研究显示，与对照组相比，子宫腺肌病患者经血中 E_2 水平升高，但外周血中 E_2 水平并未升高。这提示了子宫腺肌病患者可能存在在位内膜和异位病灶雌激素自分泌。子宫腺肌病患者在位和异位子宫内膜中局部雌激素水平增高可能在子宫腺肌病的病因学中起核心作用。研究证实，子宫腺肌病患者的在位和异位子宫内膜特异表达芳香化酶，而芳香化酶是雄激素转化为雌激素的关键酶。由此说明子宫腺肌病患者在位和异位内膜组织可自分泌雌激素。同时，子宫腺肌病患者在位和异位内膜组织存在雌激素代谢紊乱。女性体内的雌激素主要有三种形式：高活性的 E_2、活性稍弱的雌酮，以及 E_2 和雌酮的代谢产物雌三醇。E_2 和雌酮可相互转化。催化二者转化的酶是 17β 羟甾脱氢酶 -1（17 beta-hydroxysteroid dehydrogenase-1，17-β HSD1）和 17β 羟甾脱氢酶 -2（17 beta-hydroxysteroid dehydrogenase-2，17-β HSD2）。研究发现，子宫腺肌病患者的在位和异位子宫内膜 17-β HSD2 表达降低，导致 E_2 转化为雌激素 E_1 的作用减弱。因此，子宫腺肌病患者在位内膜 E_2 生成增多，而灭活减少，导致局部雌激素水平增加，促进子宫腺肌病的发展。异位病灶还存在促进雌激素生成的正反馈环，已有大量研究发现，子宫腺肌病在位内膜及异位病灶 PGE_2 水平显著升高，PGE_2 可诱导芳香化酶的表达，促进雌激素的生成。而雌激素又可促进 COX-2 的表达，导致 PGE_2 水平的增加，从而形成一个正反馈环，使雌激素水平始终处于高水平状态。

雌激素是驱动子宫腺肌病发生发展的重要因素。雌激素通过雌激素受体（estrogen receptor，ER）发挥生理学效应。雌激素有核受体和膜受体。核受体又分为 ERα 和 ERβ。研究发现，ERα 和 ERβ 在腺肌病的上皮细胞和基质细胞中均有表达，且其表达水平显著高于正常子宫肌层，其中 ERβ 表达上调尤为明显。ERβ 的优势表达及芳香化酶的特异表达被认为是子宫腺肌病相关过度增殖、凋亡抑制、孕激素抵抗和疼痛症状的关键。

雌激素与 ERα 或 ERβ 结合，通过经典的基因组效应，促进子宫腺肌病异位内膜细胞的增殖。GPER 是雌激素的膜受体，研究发现 GPER 基因和蛋白在子宫腺肌病和正常肌层组织中均有高表达。在健康肌层中，GPER 的表达会随着月经周期发生改变，与增殖期相比，分泌期 GPER 的表达会出现周期性下降，但这种变化在子宫腺肌病患者的肌层中没有出现，其表达水平始终高于健康组织。由此说明，除了基因组效应外，雌激素还可能通过雌激素膜受体，激活雌激素的非经典途径促进子宫腺肌病的发展。

众所周知，雌激素可促进子宫内膜增殖，而子宫腺肌病则与子宫内膜细胞过度增殖有关。补充 E_2 可显著提高子宫腺肌病患者的子宫内膜基质细胞的增殖率。研究发现，循环 E_2 水平与波形蛋白阳性上皮细胞呈正相关。此外，E_2 诱导子宫内膜腺癌细胞系 Ishikawa 细胞从上皮表型转变为成纤维细胞样表型，伴随着上皮标记表达向间充质标记表达的转变，以及迁移和侵袭能力的增加。因此，雌激素除促进子宫内膜细胞增殖外，还可诱导子宫腺肌病的 EMT，这一现象常被认为是子宫内膜侵袭性的原因。子宫内膜上皮细胞和基质细胞在体外被认为是具有侵袭性的，且它们的侵袭能力似乎随着 E_2 的作用而增加。

雌激素与免疫之间也存在潜在相互作用。免疫细胞在子宫内膜中的数量、类型、激活状态和功能，会随着月经周期、雌激素水平的变化而改变。激素水平失调导致异常的免疫细胞聚集和活性。巨噬细胞和自然杀伤细胞（natural killer cell，NK）是先天性免疫的关键细胞，据报道在子宫腺肌病患者的子宫内膜中巨噬细胞和 NK 细胞数量均有增加。同时，在子宫腺肌病患者的子宫内膜中发现 T 淋巴细胞数量异常并处于激活状态。

巨噬细胞在子宫腺肌病的病理过程中发挥重要作用，参与了局部炎症微环境形成、血管及神经纤维生成，与疾病的进展及痛经关系密切。研究发现，巨噬细胞表达 ER，而子宫内膜异位症来源的巨噬细胞的 ER 表达上调，这表明这些细胞与雌激素之间存在相互作用。子宫腺肌病与子宫内膜异位症病理基础相似。子宫腺肌病在位及异位病灶雌激素水平增加，增加的雌激素通过巨噬细胞的 ER 招募巨噬细胞聚集，促进子宫腺肌病的发展。

子宫腺肌病存在孕激素抵抗。雌激素与子宫内膜孕激素抵抗有相关性。子宫内膜孕激素抵抗是一种与异常雌激素水平有关的现象。慢性高雌激素和炎症环境，以及 PR 表观遗传变化被认为是导致孕激素抵抗的原因。研究发现，子宫腺肌病患者子宫内膜和子宫肌层 ER 和 PR 表达与正常女性明显不同。与对照组相比，腺肌病患者分泌中期子宫内膜 ERα 表达减少。在增殖期和整个月经周期的肌层中，子宫腺肌病患者 ERβ 表达显著升高。同时，子宫腺肌病的在位和异位子宫内膜 PR-B 的表达较低，且异位子宫内膜组织中 PR-A 和 PR-B 水平并不遵循月经周期的变化而发生改变。研究认为，子宫腺肌病异位病灶中 ERβ 的过表达下调了 ERα 的表达，从而阻碍了 ERα 介导的 PR 的生成。PR 水平的下降会下调 17-β HSD2 的表达，进一步加剧局部高雌激素微环境和孕激素抵抗。此外，子宫腺肌病患者异位病灶存在 *KRAS* 基因突变，*KRAS* 基因突变与低 PR 表达相关。KRAS 过度激活可能导致孕激素抵抗。

（四）垂体激素的作用

1. 催乳素 正常育龄期女性的分泌期子宫内膜在孕激素的作用下可产生催乳素（prolactin，PRL），PRL 的产生是子宫内膜蜕膜化和子宫内膜容受性的标志。但 PRL 异常与子宫腺肌病的发病有一定的相关性。Mori 等将垂体移植入小鼠子宫腔成功诱发 SHN 小鼠子宫腺肌病。垂体移植术后 20 天，血 PRL 是对照组的 10 倍；移植后 4～6 个月，小鼠子宫 PRL 受体（prolactin receptor，PRLR）的 mRNA 总量是正常的 2～10 倍。PRL 可促进雌激素与其受体结合，两者协同促进子宫腺肌病的形成。随后的研究表明，给予小鼠 PRL

或多巴胺拮抗剂可导致高 PRL 血症，触发子宫腺肌病的产生。此外，子宫腺肌病小鼠子宫内 PRL 受体（PRLR）mRNA 过表达，且随着鼠龄增长，自发性子宫腺肌病病灶可被多巴胺激动剂（溴隐亭）抑制。在人类中，子宫腺肌病患者的 PRL 水平高于无子宫腺肌病患者，溴隐亭阴道给药可显著减少患者的异常子宫出血和疼痛，并提高了患者的生活质量。

在正常牛的子宫中，子宫内膜细胞是 PRL 的主要来源，而在子宫腺肌病的环境中，它由子宫肌层细胞大量合成。PRL 是一种体外平滑肌有丝分裂原，提示在子宫腺肌病的发生发展过程中，子宫肌层可能是受 PRL 影响的主要部位。PRL 直接影响肌层，导致 SMC 变性，诱导子宫腺肌病。研究发现，子宫腺肌病患者血 PRL 水平高于正常对照组女性，但并不高于子宫肌瘤患者。高 PRL 血症组子宫腺肌病发生率仅为 5.7%。由此看来，血清催乳素水平与子宫腺肌病发病率之间没有相关性，只有局部的催乳素似乎在子宫腺肌病发病中起作用。因此，局部 PRL 比全身 PRL 更可能参与子宫腺肌病的发病机制和病理生理。

2. 催产素 催产素（oxytocin, OT）是一种肽类激素，由垂体后叶分泌，由下丘脑的室旁核和视上核合成，由 9 个氨基酸组成。OT 通过催产素受体（oxytocin receptor，OTR）发挥生理作用。OTR 在正常子宫内膜和子宫肌层细胞中均有表达，且随周期的不同而变化，提示其可能参与类固醇激素调节下的子宫内膜功能。研究发现，子宫腺肌病患者在异位子宫内膜上皮细胞和间质细胞，以及异位内膜侵袭病灶的肌层，OTR 表达均增加，且肌层 OTR 的表达与子宫腺肌病的严重程度呈正相关。在疾病小鼠模型中，他莫昔芬可诱导 OTR mRNA 表达，并可导致子宫腺肌病的产生。与对照组相比，子宫腺肌病子宫 JZ 中 OTR 的表达在增殖期和分泌期显著升高，之前的研究也表明 OTR 的表达与肌层 SMC 的收缩振幅呈正相关。OT 与 OTR 结合后启动磷酸肌醇 - 蛋白激酶 C- 花生四烯酸途径，诱导合成前列腺素（prostaglandin, PG），随后迅速转移至胞外以旁分泌的形式与受体结合后刺激子宫平滑肌收缩，OTR 的过表达造成子宫 IM 收缩和蠕动过度，导致 JZ 的微损伤。因此，子宫腺肌病子宫中基底肌层 OTR 的过表达可以解释 JZ 收缩的蠕动过度和蠕动不良，进一步诱导微创伤和子宫腺肌病的发展。此外，与对照组相比，在子宫腺肌病患者的增殖期，子宫峡部 OTR 表达明显低于宫底区。在峡部和宫底区相反的 OTR 表达模式可能会干扰 JZ 收缩的方向，潜在地干扰精子运输和生育能力。因此，E_2 和 PRL 调控的肌层 OTR 系统似乎在子宫腺肌病的发病机制中发挥作用。

（五）内分泌干扰物

内分泌干扰物（endocrine disrupter, ED）是指可能干扰内分泌系统正常生理功能的外源性化学物质。这些物质有二噁英、多氯联苯（polychlorinated biphenyl，PCB）、某些农药、医药品，以及增塑剂，如双酚 A（bisphenol A，BPA）和邻苯二甲酸酯类等。ED 与芳香烃受体（aryl hydrocarbon receptor，AhR）具有高亲和力。AhR 在女性生殖系统及免疫系统细胞中均有表达。AhR 与配体结合后，与伴侣蛋白（HSP90 和 XAP2 形成）解离，进入细胞核，与芳香烃受体核转运体（aryl hydrocarbon receptor nuclear transporter，ARNT）结合形成二聚体复合物。该复合物作为转录因子，与许多基因的启动子区域内的异种反应元件（xenobiotic response element，XRE）相互作用，产生生理效应。外源性配体对 AhR 的不当激活可能会产生广泛的有害影响，可能会促进子宫内膜异位症和子宫腺肌病的发生。大量的研究显示，雌激素类 ED 与子宫内膜异位症及子宫腺肌病发病风险增加相关。动物实验显示，雌激素类 ED 在促进子宫腺肌病发生发展中发挥重要作用。Bruner-Tran 等在 C57/BL6 小鼠妊娠 15.5 天（F0）时通过灌胃的方式，将妊娠小鼠暴露于单次 10μg/kg 剂量的 2,3,7,8- 四氯二苯并对二噁英（2,3,7,8-tetrachlorodibenzo-p-dioxin，TCDD）中，观察直接暴露的子代（F1）、存在于 F1 胎中的生殖细胞有可能成为的 F2 代及间接暴露的后代（F3 及以上）发生子宫腺肌病的风险。结果发现 70%（$n=10$）的 F1 雌性、63%（$n=11$）的 F2 雌性和 56%（$n=9$）的 F3 雌性表现出子宫腺肌病的组织学和病理学证据。另一个研究也发现，短期暴露于二噁英的巴拉迪山羊，其子宫的病理变化与子宫腺肌病一致。此外，在胎儿发育和新生儿期暴露于雌激素模拟剂 BPA 和己烯雌酚也会增加小鼠子宫腺肌病的发生率。邻苯二甲酸酯是一种具有抗雄激素作用的 ED，谷胱甘肽 S - 转移酶 M1（glutathione S-transferase M1，GSTM1）是一种主要的邻苯二甲酸酯解毒酶。值得注意的是，GSTM1 缺失基因型和邻苯二甲酸酯暴露与子宫腺肌病的风险相关，这表明这些 ED 和基因型多态性的基因 - 环境相互作用导致了子宫腺肌病的发展。

（六）免疫紊乱和炎症介质

1. 免疫紊乱　子宫腺肌病是雌激素依赖性、炎症相关性疾病。在子宫腺肌病中，一系列免疫反应被激活，表现为子宫内膜及异位病灶巨噬细胞、γδT 细胞、NK 细胞、T 淋巴细胞聚集和激活，大量的炎症细胞因子水平及来源于 B 淋巴细胞的针对磷脂自身抗体水平的增加。同时，人类白细胞抗原（human leukocyte antigen，HLA）的表达增加。HLA 是识别人类白细胞的重要的分子标志，是免疫系统区分本身和异体物质的基础，具有非常重要的生物学功能，是免疫系统的关键调节因子。有报道称子宫腺肌病患者在位和异位子宫内膜 HLA Ⅱ类抗原表达升高。HLA-G 在子宫腺肌病妇女的在位和异位子宫内膜中均有表达，在对照组子宫内膜中无表达。因此，有学者提出，这些特异性 HLA 类在子宫腺肌病女性子宫内膜的表达可能激活自身免疫系统，导致免疫反应失调。研究还发现，宫腔手术造成的组织损伤还会上调下丘脑 - 垂体 - 肾上腺轴（hypothalamic-pituitary-adrenal axis，HPA），导致肾上腺素及去甲肾上腺素的分泌，从而引起细胞免疫力的下降，增加侵入肌层内膜细胞的存活力。免疫细胞的异常激活会产生一系列炎症因子。研究显示，子宫腺肌病患者在位内膜与异位病灶中 NF-κB 和 p65 亚基表达增强，NF-κB 信号通路激活，白介素 1（interleukin 1，IL-1），白介素 -18（IL-18），肿瘤坏死因子 -α、β（tumor necrosis factor-alpha、beta，TNF-α、β），白介素 -1β（IL-1β）等炎症介质在子宫腺肌病患者的子宫内膜异常表达，由此建立了一个促进炎症的网络。其中 TNF-α 的增加和 IL-18/IL-18R 复合体的参与促进 IL-1β 的分泌，激活 NF-κB 通路，促进子宫腺肌病的发展。

综上所述，HLA 分子的异常表达、在位和异位子宫内膜中 T 细胞、B 细胞和巨噬细胞异常激活及炎症细胞因子水平的增加可能参与了子宫腺肌病的病理生理学过程。

2. 神经血管生成和纤维化　神经血管生成在子宫腺肌病的发病机制和病理生理学中起着重要作用，是疼痛和异常子宫出血的相关促进因素。研究发现，异位内膜间质细胞会分泌大量的神经生成营养因子，如神经生长因子（nerve growth factor，NGF）、神经营养因子 -3（neurotrophin-3，NT-3）、胶质细胞源性神经营养因子（glial cell line-derived neurotrophic factor，GDNF）等。研究显示，子宫腺肌病异位病灶与对照组相比，其神经源性因子如 NGF、突触素（synapsin，SYN）和微管相关蛋白 2（microtubule-associated protein 2，MAP2）表达显著增高。神经营养因子水平的增加，促进了病灶中的感觉神经纤维的生成，导致感觉神经纤维密度的增高，造成痛觉过敏，或放大疼痛刺激并传输到中枢神经，导致疼痛的产生。

在子宫腺肌病中，随着感觉神经纤维密度的增加，血管生成增多，从而促进病灶的进一步发展。VEGF 是已知最有效的血管生成因子之一，可促进血管萌发和增加血管通透性。研究显示，子宫腺肌病患者在位和异位子宫内膜组织中 VEGF 水平显著增加。同时，有研究发现子宫腺肌病患者在位子宫内膜毛细血管的平均表面积和总表面积显著增加。

子宫腺肌病是雌激素依赖性、炎症相关性的妇科疾病，其发生发展可能的病理生理机制包括：JZ 损伤或持续自发微创伤和 TIAR 诱发子宫内膜基底层内陷进入子宫肌层、来自成体干细胞分化和胚胎米勒管残余的化生等。环境内分泌干扰物和垂体激素亦可能触发本病。EMT 和细胞迁移、纤维化、局部高雌激素、孕酮抵抗及炎症反应在子宫腺肌病发病机制中也非常重要，这些因素和异常子宫收缩、神经血管生成等是导致子宫腺肌病疼痛、异常子宫出血和不孕症的关键因素。子宫腺肌病对患者的生活质量影响巨大，对子宫腺肌病的发病机制和病理生理学理解至关重要，有利于探索有效的预防和治疗策略。

（俞超芹）

第二节 中国传统医学认识

中医学没有子宫腺肌病病名，根据子宫腺肌病的临床表现，子宫腺肌病应归属"痛经""癥瘕""不孕""月经量多"等范畴。

一、病因病机认识

痛经是子宫腺肌病最常见的症状。在文献古籍里子宫腺肌病痛经又称经行腹痛，首见于《金匮要略·妇人杂病脉证并治》："带下，经水不利，少腹满痛，经一月再见。"汉唐方书《华佗神方·卷六·华佗治痛经神方》首提痛经这一病名，云："妇女行经时，腹痛如绞，谓之痛经。"对于痛经的病机，晋代巢元方提出"妇人月水来腹痛者，由劳气伤血气，以致体虚，受风冷之气，客于胞络……故令痛也"；《太平圣惠方·卷第七十二·治妇人月水来腹痛诸方》载："夫妇人月水来腹痛者，劳伤血气，至令体虚。风冷之气，客于胞络，损冲任之脉……治妇人月水每来，不得快利，于脐下疼痛不可忍，……"可见"劳伤血气，以致体虚"是痛经的基础，"风冷之气，客于胞络"是痛经的病因。朱震亨《丹溪心法》载："经候过而作痛者，乃虚中有热，所以作痛。"《诸病源候论》曰："经水将来作痛者，血劳气伤血气，以致体虚。"宋代建炎中期钱塘人陈沂（素庵）《素庵医要》载："妇女经欲来而腹痛者，气滞也。法当行气和血，宜调气饮……妇人经正来而腹痛者，血滞也。"郑寿全《医法圆通·卷二·经水行后腹痛》云："按经水行后腹痛一证，诸书皆云虚中有滞也……非外寒风冷之侵，必因内阳之弱，不得概以气血两虚有滞为准……"由此可见，我国古代医家对痛经病机的认识有一个逐步深化的过程。从最初感受风寒之邪与体虚的虚实辨证到对气滞、瘀血的气血辨证；再由腹痛发生时间的不同辨虚实，即经前、行经时出现腹痛属实，多由外感、气滞、瘀血导致；经后发生腹痛多属虚，多责于气血亏虚、肾气不足、素体阳虚等。

二、血瘀证是子宫腺肌病的核心病机

血瘀证是指瘀血内阻，以疼痛、肿块、出血、舌紫、脉涩等为主要表现的

证候。"瘀"在《说文解字》中解释道："瘀，积血也。""积血"即指"瘀血"。凡离经之血，未能及时排出或消散，而停留于某一处；或血液运行受阻，壅积于经脉或器官之内，失去生理功能者，均属瘀血。瘀血的形成主要有两个方面：一是离经之血。脉络损伤，血液溢出脉外，则为离经之血。唐容川《血证论》："盖血初离经，清血也，鲜血也。然既是离经之血，虽清血鲜血，亦是瘀血。离经既久，则其血变作紫血。"离经之血，《黄帝内经》称其为恶血。《素问•调经论》曰："血有余则怒，不足则恐。血气未并，五脏安定，孙络水溢，则经有留血。……视其血络，刺出其血，无令恶血得入经，以成其疾。"二是气滞、寒凝、热灼、体虚等因素影响血液正常运行而形成瘀血。或气滞血行不畅；或因寒而血脉凝滞；或因热而血液浓缩壅聚；或气虚推动无力，血行缓慢等，导致瘀血内阻。

子宫腺肌病是子宫内膜间质和腺体侵入子宫肌层，异位病灶在雌孕激素的作用下出现周期性出血，属离经之血。"离经之血"即为瘀，血瘀是贯穿子宫腺肌病疾病发展的中心环节，是子宫腺肌病病理基础。《景岳全书•妇人规》中描述："瘀血留滞作癥，唯妇人有之……气逆而血留，或忧思伤脾，气虚而血滞，或积劳积弱，气弱而不行，总由血动之时，余血未尽，而一有所逆，则留滞日积而以成癥矣。"根据子宫腺肌病的临床特征，气滞、寒凝、湿热、肾虚、气虚等因素影响血液运行，亦是子宫腺肌病血瘀证形成的重要原因。

1. 气滞血瘀 《黄帝内经》云："妇人之生，有余于气，不足于血，以其数脱血也"。女子属阴，以血为本。经、带、胎、产耗伤阴血，而使女子机体处于"有余于气，不足于血"的生理欠平衡状态。有余于气则肝气易郁易滞，不足于血则肝血易虚。且随着社会节奏的加快，当代女性需承受工作和生活的双重压力，容易引起情志抑郁不舒，气血运行不畅，从而使得积血滞于胞宫、胞脉，久而久之而发为本病。叶青对350例子宫腺肌病患者进行统计分析发现，气滞血瘀为子宫腺肌病最常见的证型。周文娟等收集250例子宫腺肌病患者的中医临床症状及舌苔脉象以判定其中医证候。结果显示：子宫腺肌病患者中医证候分布情况以气滞血瘀型为主，占比达36.80%。

2. 寒凝血瘀 《圣济总录•卷第一百五十一•室女月水来腹痛》云："室女月水来腹痛者，以天癸乍至，荣卫未和，心神不宁，间为寒气所客，其血与气两不流利"。《女科证治准绳》记载："血瘕之聚令人腰痛，不可俯仰，横骨下有积气，牢如石"，认为小腹里急而苦痛难忍，腰部痛彻，深达脏腑，下弯阴里而生冷风。病因病机为脏腑之气虚衰、寒湿之邪内侵，冲任二脉经络阻遏，气血循行受限。妇女经脉、胞宫易感寒邪，寒为阴邪，寒性收引、凝滞。寒邪侵袭胞宫、胞脉，冲任气血运行不畅，血脉凝滞，导致血瘀证。临床多见子宫腺肌病患者经期畏寒怕冷、四肢不温；或下腹冰冷感。流行病学研究显示，在子宫腺肌病患者中寒凝血瘀证占 16.40%。王璐采用温经调血、理气化瘀的温宫活血汤联合诺雷得治疗子宫腺肌病取得良好的临床效果。李伟华等，运用温阳活血汤加减治疗 45 例子宫腺肌病相关疼痛患者，痛经各项评分及服用止痛药数量均有不同程度下降。

3. 湿热瘀结　女性由于特殊的解剖结构及特有的经、带、胎、产等生理现象，月经期、妊娠期、产褥期不注意卫生，或房事不禁，或平时房事不洁，湿热之邪则会乘虚而入。湿为阴邪，易伤阳气，最易阻滞气机；热为阳邪，易灼伤脉络，迫血妄行。湿热之邪侵袭人体，与血搏结，瘀血停聚，阻滞于下焦，发为本病。研究显示湿热瘀结证在子宫腺肌病中占比 8%。

4. 气虚血瘀　气为血之帅，血为气之母。气虚则血液运行无力，易致血液瘀滞；气虚则摄血无权，血溢出脉外则为离经之血。若先天元气不足，或后天失养，或房劳多产等导致气虚。气虚以致冲任通畅乏力，经血凝结，日久成瘀而成本病。瘀血阻滞脉络，血不归经，而致月经量多。子宫腺肌病患者常见症状是月经量多，发生率达 50%。月经量多，气随血脱而致气虚。同时，瘀血不去新血不生，正如《医林改错》云："瘀血亦可引起气血虚弱"，虚与瘀二者互为因果，最终致虚瘀并存。研究发现，气虚血瘀证是子宫腺肌病常见证型，占比约为 10.8%。汪碧云等采用益气健脾活血方治疗子宫腺肌病患者，可有效改善子宫腺肌病患者的痛经。

5. 肾虚血瘀　《素问·奇病论》云："胞脉者，系于肾。"肾主生殖。肾 - 天癸 - 冲任 - 胞宫轴调控着女性月经生理及生殖功能。先天禀赋不足或后天直接损伤，导致生殖之本肾气亏虚，冲任气血运行失畅，体内瘀血形成，瘀血久存必然损伤正气，最终形成肾虚血瘀，故其治疗应以补肾活血为主。国医大师夏桂成教授认为子宫腺肌病主要责之肾阳虚，气血亦不足，瘀浊内结，脉络不畅，亦与素体不足、肾虚和经产等有关。国医大师肖承悰教授认为肾阳不足、寒凝血瘀是子宫腺肌病的主要病机。阳气虚则无力推动经血运行，血行失于常道，离经而出，聚于脉外，形成瘀血。而瘀血形成又会加重阳气不足，一方面瘀血阻滞气机使阳气不能通达于外，另一方面失去了血液濡润的功能，因"血为气之母"，缺乏血液滋养，气的功能也相对减弱。气虚则寒，气虚则鼓动无力而致血瘀更重，由此形成阳气虚 - 血瘀 - 气虚 - 血瘀的恶性循环，使病情迁延难愈。

薛颖等认为子宫腺肌病多由肾气虚弱引起瘀血阻滞，血瘀为标，肾虚为本，虚实夹杂，血瘀肾虚并存，因此应补肾气、充肾阳，进而推动血气运行，利于水湿运化及瘀血吸收，去瘀血则除病痛。其采用补肾活血散瘀汤联合高强度聚焦超声方法治疗子宫腺肌病患者，显著降低患者月经量评分、视觉模拟评分（visual analogue scale，VAS）、中医症候积分、血清糖类抗原 CA125 水平，以及子宫体积等。

三、瘀毒内蕴是子宫腺肌病的病理状态

子宫腺肌病异位病灶反复出血，蓄积体内，经久不去，可蕴生内毒，形成瘀毒内蕴病理格局。

1. 毒的概念 广义的毒邪在中医理论中泛指一切损害机体的致病因素。狭义的毒邪则特指某一种致病因素，按来源的不同可分为外来之毒和内生之毒。外来之毒多指虫毒、蛇毒、戾气、杂气、山岚瘴气及六淫化毒等。内生之毒是指因七情内伤、饮食不节、起居失常，引起脏腑功能失调所致的病理产物积聚或代谢产物的蓄积。如炎症因子、前列腺素、氧自由基等物质在体内的过量蓄积均归属内生之毒范畴。

2. 瘀毒互结 "瘀""毒"两者互为因果。由瘀至毒，是一个量变到质变的过程。《金匮要略心典》云："毒，邪气蕴结不解谓之"。在气滞、寒凝、血热、痰浊、气虚等诸多因素致瘀后，瘀血留滞体内，久不消散，脉络瘀阻，脏腑功能失调、气血运行紊乱，机体代谢产物蕴积体内，以致邪气亢盛，诸邪蓄积，交结凝滞而成内生之毒，此时即为因瘀致毒。

瘀能化毒，毒易能致瘀。《圣济总录》中记载："毒热内壅，则变生为瘀血。"王清任《医林改错》："温毒在内烧炼其血，血受烧炼，其血必凝"。因毒致瘀主要表现在以下几个方面：毒煎津液，血黏致瘀；毒盛损络，血溢成瘀；久毒伤阴，阴伤致瘀；毒碍气机，血滞瘀成；毒伤脏腑，血行失司致瘀。

3. 子宫腺肌病之"瘀毒共存" 子宫腺肌病是慢性疾病，异位病灶反复出血，旧瘀未去，新瘀又生，循环往复。瘀血积聚胞宫，渐生毒邪，表现为巨噬细胞、淋巴细胞等免疫细胞聚集，IL-1、IL-8、TNF-α，以及 VEGF 等一系列炎症介质、细胞因子水平明显增加，氧自由基积聚。而这些内生之毒又损伤胞脉、胞络，毒伤胞宫，瘀与毒胶着，相互促进，形成瘀毒内蕴格局，并渐变为积聚癥瘕，促进子宫腺肌病病情的进一步发展。

综上所述，子宫腺肌病核心病机是血瘀证，病理状态为瘀毒内蕴。瘀毒阻滞胞宫、胞络，不通则痛，导致痛经；"瘀血不去，血难归经"而致月经量多；瘀血阻滞冲任、胞宫、胞脉，冲任不能相资，两精不能相搏，或毒邪损伤胚元，而不能成孕；瘀血留滞日久，由瘀转毒，瘀毒共存，积而成癥，形成癥瘕。

（俞超芹）

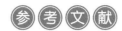

1. KHAN K N，FUJISHITA A，MORI T. Pathogenesis of human adenomyosis：current understanding and its association with infertility. J Clin Med，2022，11（14）：4057.

2. BARBANTI C，CENTINI G，LAZZERI L，et al. Adenomyosis and infertility：the role of the junctional zone. Gynecol Endocrinol，2021，37（7）：577-583.

3. BULUN S E，YILDIZ S，ADLI M，et al. Endometriosis and adenomyosis：shared pathophysiology. Fertil Steril，2023，119（5）：746-750.

4. YOO J Y，KU B J，KIM T H，et al. β-catenin activates TGF-β-induced epithelial-mesenchymal transition in adenomyosis. Exp Mol Med，2020，52（10）：1754-1765.

5. GUO S W. The Role of Platelets in the pathogenesis and pathophysiology of adenomyosis. J Clin Med，2023，12（3）：842.

6. ZHAI J Y，LI S，SUSHMITA S，et al. Transcriptomic analysis supports collective endometrial cell migration in the pathogenesis of adenomyosis. Reprod Biomed Online，2022，45（3）：519-530.

7. INOUE S，HIROTA Y，UENO T，et al. Uterine adenomyosis is an oligoclonal disorder associated with KRAS mutations. Nat Commun，2019，10（01）：5785.

8. XU X，CAI B，LIU Y，et al. MIR503HG silencing promotes endometrial stromal cell progression and metastasis and suppresses apoptosis in adenomyosis by activating the Wnt/β-catenin pathway via targeting miR-191. Exp Ther Med，2023，25（3）：117.

9. NIU W P，ZHANG Y N，LIU H Y，et al. Single-Cell profiling uncovers the roles of endometrial fibrosis and microenvironmental changes in sdenomyosis. J Inflamm Res，2023，16：1949-1965.

10. BOZORGMEHR M，GURUNG S，DARZI S，et al. Endometrial and menstrual blood mesenchymal stem/stromal cells：biological properties and clinical application. Front Cell Dev Biol，2020，8：497.

11. ARTYMUK N，ZOTOVA O，GULYAEVA L. Adenomyosis：genetics of estrogen metabolism. Horm Mol Biol Clin Investig，2019，37（02）：37.

12. ZHAI J，LI S，SEN S，et al. m6A RNA methylation regulators contribute to eutopic endometrium and myometrium dysfunction in adenomyosis. Front Genet，2020，11：716.

13. HONG D G，JI Y，PARK J Y，et al. Transmembrane G protein-coupled receptor 30 gene polymorphisms and uterine adenomyosis in Korean women. Gynecol Endocrinol，2019，35（6）：498-501.

14. HU R，PENG G Q，BAN D Y，et al. High-expression of neuropilin 1 correlates to estrogen-

induced epithelial-mesenchymal transition of endometrial cells in adenomyosis. Reprod Sci, 2020, 27, 395-403.

15. BOURDON M, SANTULLI P, JELJELI M, et al. Immunological changes associated with adenomyosis: A systematic review. Hum Reprod, Update, 2020, 27, 108-129.

16. INOUE S, HIROTA Y, UENO T, et al. Uterine adenomyosis is an oligoclona disorder associated with KRAS mutations. Nat Commun, 2019, 10, 5785.

17. 郭孙伟, 刘惜时. 子宫腺肌病发病机制和病理生理研究进展. 山东大学学报（医学版）, 2022, 60（7）：6-19.

18. 陈果, 朱雨婷, 姚慧, 等. 子宫腺肌病在位/异位内膜 TRPV1、OTR 的表达与痛经的相关性研究. 安徽医科大学学报, 2022, 57（2）：273-278.

19. SZTACHELSKA M, PONIKWICKA-TYSZKO D, MARTÍNEZ-RODRIGO L, et al. Functional implications of estrogen and progesterone receptors expression in adenomyosis, potential targets for endocrinological therapy. J Clin Med, 2022, 11（15）：4407.

20. STEPHENS V R, RUMPH J T, AMELI S, et al. The Potential Relationship Between Environmental Endocrine Disruptor Exposure and the Development of Endometriosis and Adenomyosis. Front Physiol, 2022, 12：807685.

21. BAI Y X, LIANG J H, LIU W, et al. Possible roles of HLA-G regulating immune cells in pregnancy and endometrial diseases via KIR2DL4. J Reprod Immunol, 2020, 142：103176.

22. 刘双, 王雁飞, 张绪丹. 基于数据挖掘探讨"百病生于气"观点论治子宫腺肌病. 世界中西医结合杂志, 2022, 17（1）：48-54.

23. 王璐. 温宫活血汤联合诺雷得治疗子宫腺肌病临床观察. 中国中医药现代远程教育, 2021, 20（19）：138-139.

24. 杨绿, 刘雁峰, 肖承悰. 基于数据挖掘的肖承悰治疗子宫内膜异位症及子宫腺肌病用药规律研究. 中国中医药信息杂志, 2022, 29（6）：13-19.

25. 薛颖, 杨艳景, 闫娟, 等. 补肾活血散瘀汤联合高强度聚焦超声对子宫腺肌病的疗效及病人免疫功能的影响. 安徽医药, 2023, 27（1）：131-134.

26. 芦瑞霞, 朱晓星, 张敏, 等. 毒邪学说与冠心病的证治探讨. 中医杂志, 2020, 61（1）：27-30.

27. 徐楚韵, 张光霁. 试从"瘀毒互结"病机理论探析肝癌的发病机制. 中华中医药杂志, 2023, 38（4）：1469-1472.

28. 程文秀, 丁楠, 陈思儒, 等. 基于瘀毒理论治疗子宫腺肌病浅析. 西部中医药, 2022, 35（3）：127-129.

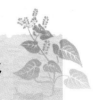

第二章 子宫腺肌病的流行病学

一、流行病学

子宫腺肌病是妇科常见病和多发病，多发生于 30~50 岁的经产妇，因常发生在育龄妇女，并有在绝经后症状减轻或消失的特点，故又称为激素依赖性疾病。特定时间内某一人群子宫腺肌病的真实发病率目前仍无确切数据。子宫腺肌病的发病率随不同的统计方法差异极大，现有文献报道子宫腺肌病大致的发病率在 8%~27%。有学者对尸检和因病切除的子宫进行连续性切片检查，结果显示 8.8%~61.5% 的肌层中有子宫内膜组织，发病率差异如此之大主要与子宫腺肌病的组织学诊断标准、取材多少、取材者对大体病理的识别等有关，目前至少有 9 种子宫腺肌病的组织学诊断标准。

子宫腺肌病目前尚无统一的影像学诊断标准，有研究对普通人群采用经阴道超声检查筛查子宫腺肌病，结果显示，对存在月经过多、盆腔疼痛、不孕、不规则阴道流血、闭经或绝经后阴道流血的患者经阴道超声检查发现，子宫腺肌病的发病率为 20.9%。

子宫腺肌病常伴发其他妇科疾病。文献报道，因子宫肌瘤接受子宫切除或其他手术的患者，约 16%~62% 同时合并子宫腺肌病；因盆腔脏器脱垂接受子宫切除的患者子宫腺肌病发病率为 20%~31%；异常子宫出血患者中子宫腺肌病的发病率为 26%~49%。子宫内膜异位症患者合并子宫腺肌病的发病率文献报道差异很大，对于子宫内膜异位症患者经手术病理确诊为子宫腺肌病的发病率为 15%~31%，而通过超声诊断子宫内膜异位症合并子宫腺肌病的发病率为 22%~89%，通过 MRI 诊断子宫内膜异位症合并子宫腺肌病的发病率为 27%~65%。

有研究发现子宫腺肌病在不同地区和种族有不同的发病率，也反映了子宫腺肌病的发病可能与遗传、环境及饮食习惯等因素有关。统计研究表明，高脂肪饮食的地区或民族，子宫腺肌病发病率明显高于低脂肪饮食的地区或民族。另有报道子宫腺肌病的发病与二噁英的污染有关，也与摄入大量被农药化肥污染的食物有关。

二、子宫腺肌病的发病高危因素

近年子宫腺肌病的发病率增加，且有年轻化趋势，其病因不明，但其发病高危因素正逐渐引起人们的重视和关注，已逐渐成为妇科研究领域的热点之一。一般认为子宫腺肌病与年龄、妊娠和分娩、宫腔操作、慢性子宫内膜炎造成子宫内膜基底层损伤，使基底层子宫内膜侵入子宫肌层生长而发病，还可能与生殖道梗阻、激素紊乱、子宫手术史、免疫功能失调、遗传学改变和放置宫内节育器等医源性因素密切相关。

（一）子宫腺肌病与妊娠和分娩

妊娠与分娩是目前较为公认的子宫腺肌病的高危因素。子宫腺肌病多见于已婚已产，尤其是多产的妇女，意大利米兰的大规模流行病学调查表明，与无生育经历的女性相比，生育 1 个、生育 2 个及以上（多产妇）的相对危险度分别为 1.3、1.5，差异有统计学意义。多次妊娠和分娩后，常有子宫肌层损伤。在分娩过程中，当胎儿、胎盘娩出后，子宫肌层迅速收缩，在损伤部位将子宫内膜挤压入子宫肌层中逐渐生长而发病。有研究对子宫腺肌病患者的标本进行连续切片，发现子宫肌层中的内膜病灶和宫腔内膜是直接相连的，说明异位于子宫肌层的内膜是由正常位置的子宫内膜向肌层延伸而来的。同时，妊娠和分娩时子宫内膜及浅肌层损伤后，基底层细胞直接增生并侵入子宫肌层生长而发病。另外，妊娠和分娩还可引起慢性子宫内膜炎，从而破坏子宫内膜与肌层之间的界限，基底层子宫内膜即可发生增殖并侵入子宫肌层生长而发病。还可能与妊娠早期滋养细胞浸润等因素破坏子宫内膜 - 肌层界面，同时局部雌激素效应增强，使子宫内膜浸润性增加有关，从而发生子宫腺肌病。Parazzini 等研究发现，产后妇女和有自然流产史的妇女较无生育史的女性子宫腺肌病发生率分别增加了 2.1 倍和 0.7 倍。

（二）子宫腺肌病与宫腔操作

子宫腺肌病多见于有人工流产、刮宫、宫内节育器放置，以及宫腔镜等手术史的患者，故目前多认为宫腔操作史与子宫腺肌病的发病密切相关。经宫腔的手术或检查，如人工流产、刮宫、放置宫内节育器、宫腔冷冻、宫腔镜手术及子宫内膜去除术等，可以造成子宫内膜和浅肌层的损伤，引起炎症性疾病，导致基底层子宫内膜增殖并侵入子宫肌层生长而发病。曾有医院行宫腔冷冻术后发生子宫腺肌病的报道，在 206 例子宫腺肌病患者中，有人工流产史 152 例，放置宫内节育器史 69 例，共有 91.3% 的患者有宫腔操作史；有报道子宫腺肌病患者人工流产的次数是非子宫腺肌病者的 2 倍，宫内节育器使用率是对照组的 1.4 倍。

子宫内膜去除术是妇科常用的手术之一，常有微波治疗、子宫内膜电切割术、宫腔冷冻治疗、双极气化刀治疗、射频治疗等通过毁坏子宫内膜而达到治疗目的。但此类治疗除因热、冷、电、光等效应毁坏子宫内膜外，器械或宫腔内探头均须形成一定压力，因手感操作压力非均衡，宫腔各处，尤其是宫腔底部宽大处总有一部分残留或遗留的子宫内膜，残留或遗留的内膜修复宫腔或瘢痕形成，底下的内膜组织更易进入肌层，日后也可引起子宫腺肌病的发生。

（三）子宫腺肌病与子宫手术史

经宫腔的子宫手术，如剖宫产、中期妊娠剖宫取胎术、子宫肌瘤剔除术、子宫畸形矫正术等，一方面把子宫内膜碎片带入子宫肌层，另一方面损伤子宫肌层，因而增加子宫腺肌病的发病率。有报道子宫肌瘤剔除术、剖宫产术等，术后子宫腺肌病的发病率显著高于对照组。剖宫产可使子宫内膜种植在子宫肌层，导致子宫腺肌病。Riggs 等进行了一项包含 189 例子宫腺肌病患者与 178 例无子宫腺肌病妇女的病例对照研究，发现前者剖宫产率为 25%，后者仅为 14%，在控制了其他变量后，有剖宫产病史的女性发生子宫腺肌病的风险高于自然分娩的女性，相对危险度为 2.08。Parazzini 等研究表明有剖宫产手术史者患子宫腺肌病的概率要显著高于无剖宫产病史者。

（四）子宫腺肌病与年龄

子宫腺肌病往往发生在 40～50 岁年龄的妇女。曾有医院对 206 例子宫腺肌病病例的回顾性分析显示，最小发病年龄为 28 岁，最大者 74 岁，平均 42.5 岁，与其他报道相符。推测其原因可能与以下因素有关：其一，子宫腺肌病的确诊需要依靠手术病理诊断，对于无症状患者很难早期发现，而该年龄段妇女多已生育，无进一步生育要求，对子宫切除术的接受程度较高，因此这个年龄段的高发有可能与子宫切除手术的比例较高有关。其二，子宫腺肌病发病时间较长，大约需要 5～10 年甚至更长的时间。对于生育高峰期的女性，在经历妊娠分娩和宫腔操作如人工流产等影响之后，经过一定时间的进展，在 40～50 岁左右达到疾病发展的高峰。其三，这个年龄段子宫腺肌病发病率升高也可能与长时间的雌激素暴露有关。

（五）子宫腺肌病与月经

有研究显示初潮年龄早、月经频发的女性由于暴露于高雌激素时间更长，所以子宫腺肌病的发病率更高。哺乳的女性由于暂停排卵和雌激素缺乏，子宫腺肌病的发病率较低。月经量多的女性与正常月经量女性相比易发生子宫腺肌病，相对危险度为 1.7（95%CI：1.1～2.6）。月经周期短的女性暴露于卵巢甾体激素尤其是雌激素的时间更长，所以月经周期缩短的女性更易引起子宫腺肌病。加利福尼亚一项大型的前瞻性研究发现：月经周期≤24天的女性较周期为27～28天的女性罹患子宫腺肌病的风险增加46%。

（六）生殖道阻塞

先天性或后天性疾病均可导致生殖道阻塞而使经血不能正常引流，生殖道畸形，如残角子宫、有子宫但合并阴道先天性发育异常、炎症性（如结核）或损伤性（如人工流产术后）致宫腔部分粘连或宫颈粘连等，均可使经血不能外流，致使经期宫腔内压力增加，导致子宫内膜向肌层内挤压，由于子宫内膜无黏膜下层的保护，内膜基底层内陷，子宫内膜进而侵入子宫肌层致发病。双侧输卵管结扎术后或因炎症致使两侧输卵管阻塞后，月经期可致两侧子宫角部局部压力增加，也可能诱发子宫角部子宫腺肌病。

（七）子宫腺肌病与高雌激素水平

雌激素在子宫腺肌病发病中的作用一直受到人们的重视。子宫腺肌病经常合并子宫肌瘤、子宫内膜增生等，并且主要发生于绝经前期，绝经后症状常消退，病灶逐渐萎缩，均提示此病与体内雌激素水平密切相关。有研究发现子宫腺肌病在位和异位子宫内膜细胞中可见芳香化酶细胞色素P450的表达，以及雌、孕激素受体的表达。据此认为子宫腺肌病异位内膜组织能在病灶局部产生雌激素并通过其受体进一步刺激异位内膜组织增生。Templeman等在一项队列研究中，961名手术后确诊子宫腺肌病的患者与79 329名对照组进行比较，发现多产（≥2次）、初潮早（≤10岁）、月经周期短（<24天）、超重（BMI≥25kg/m²）、长期使用短效口服避孕药都与子宫腺肌病的发生有关，提示高雌激素暴露是子宫腺肌病的高危因素。

（八）子宫腺肌病与环境内分泌干扰物

鉴于雌激素在子宫腺肌病发病中的作用，干扰激素作用的环境化学物质可能会改变子宫腺肌病的发病风险。邻苯二甲酸酯是一种典型的环境内分泌干扰物，能够干扰人类和动物一些激素调节的生理过程，包括女性体内类固醇激素的生成，改变内分泌和生殖系统的正常功能。其广泛应用于塑料快餐盒、生鲜食品保鲜膜和塑料食品容器中，可以污染食品和饮料，导致普通人群广泛接触。在中国台湾一所大学医院接受腹腔镜检查的女性中，病理确诊为子宫腺肌病或子宫内膜异位症和子宫平滑肌瘤的女性与正常健康女性进行了比较，尿液中邻苯二甲酸酯代谢产物邻苯二甲酸单甲酯（methyl hydrogen phthalate，MHP）的浓度显著升高。

（九）子宫腺肌病与原发性痛经

关于痛经和子宫腺肌病的关系，现有两种学说。一种认为痛经是子宫腺肌病的病因，在痛经患者的经血和脱落的子宫内膜中，发现含有高浓度的前列腺素,其具有强烈的收缩子宫平滑肌的作用;而且同时发现原发性痛经患者存在子宫后位等致经血流出不畅的情况,强烈的子宫收缩使子宫腔压力急剧上升,迫使经血逆流入盆腔引起子宫内膜异位症,或使子宫内膜向肌层侵入,导致子宫腺肌病的发生。另一种认为痛经是子宫腺肌病的结果。进行性痛经是子宫腺肌病的主要临床症状,常于经前一周开始,直至月经结束。

(十)子宫腺肌病与职业因素和社会经济状况

多项研究报道表明,脑力工作者较体力劳动者更易发生子宫腺肌病,推测可能与脑力工作者在社会和工作中承受更大的压力,长期处于精神紧张状态,心理长期处于应急状态,神经内分泌系统调节容易出现异常,再加上缺乏有效的运动,导致机体免疫力下降,从而引起子宫腺肌病的发生。此外,脑力工作者多有优越的医疗条件和保健意识,也增加了发现子宫腺肌病的机会。

经济和文化水平较高的社会阶层中,子宫腺肌病的发病率更高,这与经济条件好,对自身健康的关注度相对较高相关,她们所获得的医疗条件、医疗资源和方便性方面均较经济和文化条件差的妇女更好。因此,在子宫腺肌病的流行病学调查中,社会经济状况的好坏与发病率有关,也有认为可能与"诊断偏倚"有关。

(十一)子宫腺肌病与遗传流行病学

15%~20%子宫腺肌病患者有家族史,已在双胎及家族三代中集中发现。经细胞遗传学分析,子宫腺肌病深部病灶异位子宫内膜存在7号染色体异常,提示子宫腺肌病患者存在遗传结构改变,使宿主在发病因素作用下易患此病。目前子宫腺肌病的基因表达研究主要集中在血管生成,特别是血管内皮生长因子(VEGF)相关基因的表达。与正常人相比,子宫腺肌病患者在位和异位内膜中VEGF表达水平较高,其可能通过参与包括内皮细胞增殖、存活和迁移等多种机制,介导子宫腺肌病血管新生的过程。

(十二)子宫腺肌病和高催乳素水平及抑郁症

相继有研究发现并证实催乳素是一种子宫肌层细胞的自分泌生长调节剂,子宫上的催乳素受体发挥了子宫平滑肌细胞有丝分裂原的作用。Taran等的一项病例对照研究也表明,抑郁症及抗抑郁药物的使用是子宫腺肌病发病的高危因素,但该研究尚不能排除子宫腺肌病导致抑郁症发生的可能。不过,抑郁症和抗抑郁药物治疗引起催乳素水平的升高,与子宫腺肌病的动物模型结果是一致的。也有研究显示子宫腺肌病患者较子宫肌瘤患者更容易罹患抑郁症和焦虑症。

(十三)其他

子宫腺肌病的发病可能还与吸烟有关。多个研究发现吸烟妇女子宫腺肌病的患病率较不吸烟妇女显著降低，而且每日吸烟越多，子宫腺肌病的发病率越低。推测可能与吸烟影响激素代谢水平，从而降低内膜病变的发生率有关。

近年来有文献报道体重指数（body mass index，BMI）≥25 也是子宫腺肌病发病的高危因素之一。2008 年，Templeman 等通过 8 年的随访观察发现，体重超重妇女患子宫腺肌病的风险是体重正常妇女的 1.3 倍，而肥胖妇女的患病风险则升高至 1.4 倍。

后屈子宫因经血易排出不畅，增加宫腔内压力易引起疼痛，同时也可引起子宫收缩异常，可能与子宫腺肌病的发生有关。

综上可以看出，子宫腺肌病的发病可能是在本身遗传物质改变的基础上，各种高危因素相互共同作用的结果，各个高危因素之间并不是独立的，而是相辅相成、相互影响、共同作用的结果。不同因素背后可能有着相同的或不同的发病机制，有待进一步深入研究。识别疾病的高危因素，可以避免一些不必要的危险因素，减少疾病的发生和发展。

（李娟清）

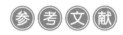

1. VERCELLINI P, PARAZZINI F, OLDANI S, et al. Adenomyosis at hysterectomy: a study on frequency distribution and patient characteristics. Hum Reprod, 1995, 10（5）: 1160-1162.

2. NAFTALIN J, HOO W, PATEMAN K, et al. How common is denomyosis? A prospective study of prevalence using transvaginal ultrasound in a gynaecology clinic. Hum Reprod, 2012, 27（12）: 3432-3439.

3. YU O, SCHULZE-RATH R, GRAFTON J, et al. Adenomyosis incidence, prevalence and treatment: United States population-based study 2006-2015. Am J Obstet Gynecol, 2020, 223（1）: 94.e1-94.e10.

4. UPSON K, MISSMER S A. Epidemiology of Adenomyosis. Semin Reprod Med, 2020, 38（2/03）: 89-107.

5. CHAPRON C, TOSTI C, MARCELLIN L, et al. Relationship between the magnetic resonance imaging appearance of adenomyosis and endometriosis phenotypes. Hum Reprod, 2017, 32（7）: 1393-1401.

6. 石一复. 子宫内膜异位症. 上海: 上海科学技术出版社, 2002.

7. 石一复, 郝敏. 子宫体疾病. 北京: 人民军医出版社, 2011.

8. HARMSEN M J, ARDUÇ A, BLEEKER M C G, et al. Increased angiogenesis and lymphangiogenesis in adenomyosis visualized by multiplex immunohistochemistry. Int J Mol Sci, 2022, 23（15）: 8434.

9. TARAN F A，WEAVER A L，CODDINGION C C，et al. Understanding adenomyosis: a case control study. Fertil Steril，2010，94: 1223-1228.

10. LI N，YUAN M，LI Q，et al. Higher risk of anxiety and depression in women with adenomyosis as compared with those with Uterine Leiomyoma. J Clin Med，2022，11（9）: 2638.

11. ZHAI J，VANNUCCINI S，PETRAGLIA F，et al. Adenomyosis: Mechanisms and Pathogenesis. Semin Reprod Med，2020，38（2/03）: 129-143.

12. GARCIA-SOLARES J，DONNEZ J，DONNEZ O，et al. Pathogenesis of uterine adenomyosis: invagination or metaplasia? Fertil Steril，2018，109（03）: 371-379.

13. HERNDON C N，AGHAJANOVA L，BALAYAN S，et al. Global transcriptome abnormalities of the eutopic endometrium from women with adenomyosis. Reprod Sci，2016，23（10）: 1289-1303.

14. LI J，YANYAN M，MU L，et al. The expression of Bcl-2 in adenomyosis and its effect on proliferation，migration，and apoptosis of endometrial stromal cells. Pathol Res Pract，2019，215（08）: 152477.

15. HONG I S. Endometrial stem cells: orchestrating dynamic regeneration of endometrium and their implications in diverse endometrial disorders. Int J Biol Sci，2024，20（3）: 864-879.

16. SHILINA M A，DOMNINA A P，KOZHUKHAROVA I V，et al. Characteristic of endometrial mesenchymal stem cells in culture obtained from patient with adenomyosis. Tsitologiia，2015，57: 771-779.

17. CHAPRON C，TOSTI C，MARCELLIN L，et al. Relationship between the magnetic resonance imaging appearance of adenomyosis and endometriosis phenotypes. Hum Reprod，2017，32（07）: 1393-1401.

18. 汪沙，段华，郑德璇. 上皮 - 间质转化在子宫腺肌病中作用的研究进展. 国际妇产科学杂志，2020，47（01）: 92-96.

19. 王宇慧，武俊丽. 雌激素介导的上皮 - 间充质转化在子宫腺肌病中的研究进展. 医学综述，2022，28（01）: 34-39.

20. MEHASSEB M K，PANCHAL R，TAYLOR A H，et al. Estrogen and progesterone receptor isoform distribution through the menstrual cycle in uteri with and without adenomyosis. Fertil Steril，2011，95: 2228-2235.

21. ANDERSSON J K，KHAN Z，WEAVER A L，et al. Vaginal bromocriptine improves pain，menstrual bleeding and quality of life in women with adenomyosis: A pilot study. Acta Obstet Gynecol Scand，2019，98（10）: 1341-1350.

22. GUO S W，MAO X，MA Q，et al. Dysmenorrhea and its severity are associated with

increased uterine contractility and overexpression of oxytocin receptor（OTR）in women with symptomatic adenomyosis. Fertil Steril，2013，99（01）：231-240.

23. HUANG P C，TSAI E M，LI W F，et al. Association between phthalate exposure and glutathione S-transferase M1 polymorphism in adenomyosis，leiomyoma and endometriosis. Hum Reprod，2010，25（04）：986-994.

24. 孙瑶琦，蒋惠慈，刘洁. 炎症因子与子宫腺肌病发病机制研究进展. 国际妇产科学杂志，2020，47（01）：96-100.

25. BOURDON M，SANTULLI P，JELJELI M，et al. Immunological changes associated with adenomyosis：a systematic review. Hum Reprod Update，2021 4，27（1）：108-129.

26. 郭孙伟，刘惜时. 子宫腺肌病发病机制和病理生理研究进展. 山东大学学报（医学版），2022，60（7）：6-19.

27. 王青，郑兴，段华，等. 子宫腺肌病纤维化形成的机制研究. 医学综述，2022，28（13）：2543-2547.

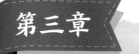

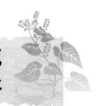

子宫腺肌病的组织病理学

第一节　正常子宫体的结构

子宫（uterus）是一壁厚腔小的肌性中空器官，为胚胎着床、发育、生长提供场所，其形状、大小、位置与结构随年龄的不同而变化；并由于月经周期和妊娠状态的影响而发生动态改变。子宫体的结构由外向内可分浆膜、肌层和内膜三层。

一、浆膜

子宫体底部和体部表面为浆膜，子宫颈部分为纤维膜。

二、肌层

子宫体肌层大部分由平滑肌细胞构成，还包括未分化的间质细胞、血管和细胞外成分（胶原和弹性纤维）。子宫肌层由内向外分三层，即黏膜下层、中间层和浆膜下层。黏膜下层和浆膜下层主要由纵行的平滑肌束组成，其中内膜-肌层交界处常可见到具有平滑肌细胞-间质细胞杂交表型的细胞；中间层较厚，由环行和斜行肌束组成，并含有丰富的血管。子宫体肌层内相较于宫颈和宫体下段具有更丰富的平滑肌，同时细胞外成分相对较少。这种平滑肌分布特点符合分娩过程中子宫内容物娩出、子宫颈被动扩张的客观规律。子宫平滑肌细胞呈梭形，细胞核为纺锤形，细胞质量、有丝分裂象随月经周期、是否处于妊娠状态而改变。

三、内膜

从形态学上，可将子宫的内膜层分为两个区域：子宫下段内膜和子宫体内膜。子宫下段内膜是由宫颈管内膜逐渐过渡形成，子宫下段内膜一般比子宫体内膜薄，腺体和间质对激素刺激的反应缓慢，其发育水平也落后于子宫体内膜。

子宫体内膜是子宫内膜的主要部分，正常情况下对激素刺激具有完全反应。此区域的内膜可分为基底层和功能层。基底层毗邻子宫体肌层，腺体增殖活性相对较弱，间质由致密的梭形细胞构成。基底层活性低且呈未分化表现，但对于内膜的整体功能至关重要，目前的观点认定其为子宫内膜的"细胞储备库"。大部分功能层在月经期发生剥脱，由基底层和残余功能层负责内膜的再生。在整个月经周期中，基底层的形态相对稳定。

功能层的不断变化是正常子宫内膜的特征。正常子宫内膜功能层由上皮和间质组成。上皮成分由四种不同形态细胞构成腺体（基底型细胞、增殖细胞、分泌细胞、纤毛细胞）。处于增殖期时，上皮以基底型细胞转化为增殖细胞为主，细胞呈假复层排列且常见有丝分裂。排卵后不久，增殖细胞的核下出现分泌物聚集，这些分泌物逐渐向核上移动，最终排入腺腔。这个连续性变化过程形成两种分泌细胞，空泡分泌细胞和无空泡分泌细胞。纤毛细胞可能由基底型细胞分化而来。处于内膜增殖期时，纤毛细胞也会变得更明显。纤毛细胞的细胞核呈圆形、核形光滑、空泡状、染色质细颗粒状。在整个纤毛细胞的发育过程中，其细胞核的特征较稳定，而其形态、位置随着形成阶段的功能改变而动态变化。正常子宫内膜腺体排列形成单层立方柱状上皮，增殖期呈假复层。增殖早期，腺体直、腺腔窄。自增殖中期开始至整个月经周期，腺体弯曲程度不断增加，最终形成分泌晚期、月经期的锯齿状腺体。

子宫内膜间质细胞是间质的主要细胞成分，在月经周期的不同阶段，其形态表现有很大变化。在内膜增殖早期，间质细胞较小，近似中性粒细胞，细胞质少，细胞核呈圆形或梭形，深染。随着月经周期的推进，间质细胞逐渐变长，细胞质增多。在内膜分泌早期，间质细胞内粗面内质网增多，胶原生成增加。在内膜分泌晚期，血管周边的间质细胞再次呈圆形，可形成空泡状细胞核；其余子宫内膜间质细胞转变为成片多角形，边界清晰，细胞质丰富，细胞核居中，呈泡状。子宫自然杀伤细胞（uterine natural killer cell，uNK cell）是子宫内膜间质中第二位的细胞组分，其在分泌晚期和妊娠期最明显。uNK 细胞呈圆形，两叶核，细胞质淡染，内含嗜酸性颗粒。研究发现，uNK 细胞的数量与周围间质的蜕膜化程度呈正相关；同时，uNK 细胞的死亡可能是月经期子宫内膜崩解的早期事件。

子宫内膜表达高、低分子量角蛋白和波形蛋白，偶可阳性表达 CEA。CD10 在子宫内膜间质组织中呈典型的强阳性表达，而在子宫内膜腺体中为阴性表达。正常子宫平滑肌细胞偶可表达 CD10，而有研究发现约 40% 的平滑肌瘤含有 CD10（+）细胞，通常呈现灶性表达。子宫内膜间质细胞和平滑肌细胞均表达波形蛋白、MSA、SMA 和 Bcl-2。子宫内膜平滑肌细胞特征性表达结蛋白和钙调蛋白结合蛋白,而子宫内膜间质细胞不表达。

(许 泓 孙 峰)

第二节 子宫腺肌病的组织病理变化

子宫腺肌病是一种非肿瘤性病变,是指子宫内膜良性侵入肌层,产生弥漫型增大的子宫,显微镜下显示异位的非肿瘤性子宫内膜腺体和间质被肥厚和增生性肌层包围。

一、大体病理

受月经周期激素变化的影响,肌层中异位子宫内膜产生周期性反复出血,并释放多种因子,促进平滑肌增殖或肥大、促进神经生成及促进病灶的纤维化,造成子宫周围的粘连等(图3-2-1)。严重腺肌病患者的子宫体可呈球形或囊性增大,病灶可以是弥漫型的,也可能发生在一侧子宫壁,主要位于后壁。切开后可见肌层呈小梁状结构,平滑肌有模糊的肥厚螺旋状结构,子宫内膜有点状灰色病灶可以作为存在灶状子宫内膜和间质的证据。在少数病例中可见充血的囊性空腔,但其大小不超过5mm,囊液中通常是溶血的红细胞和含铁巨噬细胞。局灶型子宫腺肌病称为腺肌瘤,大体类似于平滑肌瘤,表现为未包被的肿块,无明显边界。这种肌层的增生或肥大与子宫肌瘤的区别是其界限不清,切开病灶过程中不会有膨出。部分标本的病灶并不十分明显,或表现为灰白色病灶,通常伴有出血点或瘀点,部分可以观察到小囊肿。

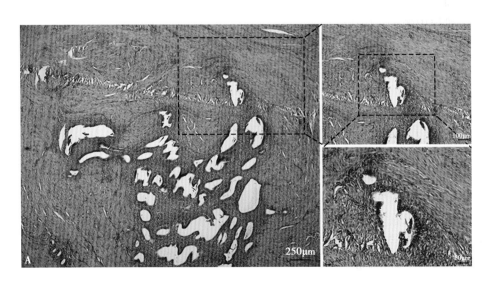

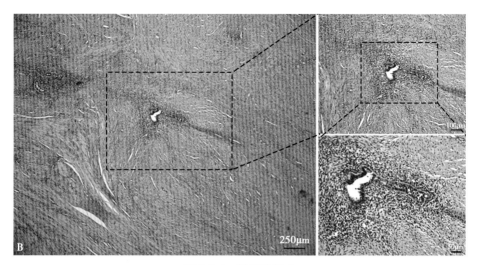

图 3-2-1 子宫腺肌病

A. 异位子宫内膜侵入子宫肌层，被反应性肥厚或增生的平滑肌包围；B. 子宫肌层内岛状分布的异位内膜腺体和间质，类似于子宫内膜基底层腺体。

二、镜下检查

在正常情况下，子宫内膜和肌层的交界面不规则，界限不清晰，内膜腺体及其间质也可以有不同程度侵入浅肌层。而腺肌病中，异位子宫内膜组织由腺体和间质组成，通常形成大小不一的病灶，不规则分布于肌层内；异位子宫内膜位于内膜 - 肌层交界处最深的腺体之下，被反应性肥厚或增生的平滑肌包围。区分正常和病理子宫内膜侵入子宫肌层深度的界线最方便的方法是测定肌层内的子宫内膜组织与内膜 - 肌层交界处的距离。因此，子宫内膜长入肌层距离子宫内膜 - 肌层交界处超过一个中倍视野时（100 倍，2～3mm）才能诊断腺肌病。子宫内膜组织侵入肌层的深度也可以以异位腺体占子宫肌层的比例来表示，通常诊断腺肌病时异位腺体占子宫肌层的比例超过 25%（1cm 厚的肌壁为 2～3mm）。

（一）子宫内膜腺体

子宫内膜腺体，如异位子宫内膜的基底腺体通常并不活跃，类似于基底层或增生性子宫内膜，并且在病灶中相互连接。在大约 25% 的病例中，异位上皮是有功能的，并可表现出萎缩、化生或蜕膜改变的迹象。如其分泌状态在妊娠期或在黄体酮治疗下有时会出现改变。上皮化生也是较为少见的变化，通常呈纤毛型或管型。更罕见的情况是在绝经后女性患者中可观察到"腺体缺乏的子宫腺肌病"或"基质型子宫腺肌病"病灶，其中子宫内膜腺体稀疏，甚至只能观察到基质成分。5%的病例中腺体大小和结构不同，可能呈充满细胞碎片和／或含铁巨噬细胞的囊肿样。

（二）子宫内膜间质

异位子宫内膜样间质由单一的卵圆形细胞构成，通常不活跃且通过无丝分裂增生。约10%的病例会出现广泛纤维化而非典型子宫内膜间质，并且超过半数的子宫腺肌病合并有子宫肌瘤。在妊娠期或在黄体酮治疗下，病灶内可能会发生间质萎缩，镜下难以辨别子宫腺肌病病灶，可采用CD10免疫组织化学来确定子宫内膜间质成分。此外，有研究显示，根据CD34免疫染色结果，腺肌病患者病灶中异位子宫内膜的微血管明显多于正常女性子宫内膜。

现已证实，从子宫腺肌病组织培养的内膜细胞可分化为典型的中胚层谱系，并表达间质干细胞表面标志物。同时，它亦由腺体和基质组成，可兼具含有细胞角蛋白的上皮组织和含有波形蛋白的间质组织。子宫腺肌病被认为是激素依赖性疾病，局部高雌激素状态可能是疾病进展的"原动力"。雌激素受体表达差异、CYP19 mRNA上调和基因变异、雌激素受体增加诱导孕激素受体的下调并失去作用，均可能导致病灶局部高雌激素状态。另有研究表明，子宫腺肌病过度增殖的子宫内膜细胞可以逃脱细胞程序性死亡，*Bcl-2*基因表达增加、肿瘤抑制因子GRIM19及STEAP1表达的下降，均与子宫腺肌病的发病机制有一定的关系。

此外，子宫腺肌病被认为是一种免疫相关疾病。有研究表明，子宫腺肌病妇女的子宫内膜中CD56dim自然杀伤细胞、单核细胞、Th17细胞和记忆B细胞的比例较高，而活化CD4 T细胞、活化CD8 T细胞、γ-δT细胞、辅助T细胞和效应记忆CD4 T细胞的比例较低，*STEAP1*、*TOMM20*、*GLT8D2*等基因表达的异常可能与子宫腺肌病免疫细胞浸润功能障碍有关。同时，IL-1、CRH和UCN在腺肌病病灶中的高表达也表明炎性因子在疾病进展中发挥重要作用。

（三）病灶分布位置

子宫腺肌病的病灶分布较为多变。在大多数情况下，疾病似乎来源于子宫内膜-肌层交界处，随后向外部的肌层延伸。肌层浸润的深度也有差异，有的仅局限于较内侧的肌层，有的则弥漫型分布于整个肌层厚度。在轻度肌层浸润的病例中，子宫腺肌病的组织病理学诊断是困难的。在这种情况下，应进行额外的采样，并在异位子宫内膜病灶周围明显增生的平滑肌寻找诊断依据。

（四）子宫腺肌病与子宫内膜异位症、子宫肌瘤

约50%的子宫腺肌病患者合并子宫肌瘤。与子宫肌瘤不同的是，子宫腺肌病病灶与相邻肌层边界模糊，无假包膜，术中剥离较为困难。

子宫腺肌病患者约15%合并子宫内膜异位症。子宫内膜异位症与子宫

腺肌病的区别在于，子宫内膜异位症的子宫内膜腺体及周围间质位于靠近浆膜层的外层肌层，而在90%的肌层内部不存在类似的病灶。

（许泓　孙峰）

第三节　病理学分型

《子宫腺肌病诊治中国专家共识》将子宫腺肌病按病理学分为弥漫型子宫腺肌病、局灶型子宫腺肌病（包括子宫腺肌瘤与囊性子宫腺肌病）、息肉样子宫腺肌病（包括典型与非典型的息肉样子宫腺肌病）、其他良性类型（包括子宫颈内型腺肌瘤与腹膜后腺肌瘤）及子宫腺肌病恶变类型。

一、弥漫型子宫腺肌病

弥漫型子宫腺肌病是临床上最为常见的类型，病灶呈弥漫型生长，异位子宫内膜腺体和间质分布于整个肌层，多累及子宫后壁。老年女性患者的子宫可能是正常大小或萎缩，但大多数表现为子宫均匀性或不对称增大，前后径明显增大，呈球形，大小一般不超过妊娠12周的子宫。子宫平滑肌的增生或肥大主要表现为肌层增厚。

二、局灶型子宫腺肌病

局灶型子宫腺肌病指子宫内膜与肥厚和变形肌层嵌于肌层内有限的区域，按病灶的实性和囊性可细分为：腺肌瘤和囊性子宫腺肌病。腺肌瘤指病灶中部分子宫内膜腺体和间质被反应性增生或肥厚的平滑肌包围，病灶小岛状、局限性生长形成结节或团块状，大体类似平滑肌瘤。与平滑肌瘤不同的是，腺肌病病灶无包被，因周期性的反复出血与修复，与相邻肌层边界模糊，术中剥离困难。

囊性子宫腺肌病是一种特殊类型，其病理特点为子宫中异位子宫内膜和外周包围子宫平滑肌组织形成囊性结构，囊腔内含陈旧血液的囊液，一般囊腔10～20mm，又称子宫腺肌病囊肿或囊性子宫腺肌瘤。

三、息肉样子宫腺肌病

偶尔子宫腺肌病病灶呈现息肉样形态并凸向宫腔，类似子宫内膜息肉。病灶包块主要由子宫内膜样腺体和以平滑肌为主的间质成分组成；可分为典型的息肉样腺肌瘤和非典型息肉样腺肌瘤，两者区别在于有无结构或细胞异型性。非典型息肉样腺肌瘤是一种罕见的变型，表现为不典型子宫内膜腺体，常以鳞状化生和细胞平滑肌间质为特征。

四、其他良性类型

子宫颈内膜型腺肌瘤，是罕见的宫颈腺肌瘤性息肉，内含有宫颈内膜上皮成分，需与恶性肿瘤鉴别。

腹膜后腺肌瘤被认为源于腹膜以下、直肠阴道隔以上区域的米勒管残留。

五、子宫腺肌病恶变类型

由腺肌病变引起的子宫内膜癌是罕见的。部分研究结果显示，子宫腺肌病、子宫肌瘤和息肉之间存在关联性，但与子宫内膜癌没有相关性。另有一些报道显示子宫内膜癌患者中子宫腺肌病的发生率较高，但其对于子宫内膜预后的影响仍不清楚。二者之间的相关性也仍需更多的调查和研究。

（许　泓　孙　峰）

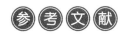

1. MESCHER A L. Junqueira's Basic Histology: Text and Atlas.16th ed. USA：McGraw Hill/Medical，2021.

2. DRAKE R，VOGL A W，MITCHELL A W M. Gray's Anatomy for Students. Scotland：Churchill Livingstone，2009.

3. SCHWALM H，DUBRAUSZKY V. The structure of the musculature of the human uterus--muscles and connective tissue. Am J Obstet Gynecol，1966，94：391-404.

4. PATHOLOGIST M，HAINES，TAYLOR. Obstetrical and Gynaecological Pathology，5th ed. USA：Obstetrician & Gynaecologist，2011.

5. TEMPEST N. Novel microarchitecture of human endometrial glands：implications in endometrial regeneration and pathologies. Hum Reprod Update，2022，28：153-171.

6. BERGERON C，AMANT F，FERENCZY A. Pathology and physiopathology of adenomyosis. Best Pract Res Clin Obstet Gynaecol，2006，20：511-521.

7. BENAGIANO G，BROSENS I. History of adenomyosis. Best Pract Res Clin Obstet Gynaecol，2006，20：449-463.

8. CHAPRON C. Diagnosing adenomyosis：an integrated clinical and imaging approach. Hum Reprod Update，2020，26：392-411.

9. VERCELLINI P. Adenomyosis：epidemiological factors. Best Pract Res Clin Obstet Gynaecol，2006，20：465-477.

10. GOLDBLUM J R，CLEMENT P B，HART W R. Adenomyosis with sparse glands. A potential

mimic of low-grade endometrial stromal sarcoma. Am J Clin Pathol，1995，103：218-223.

11. FERENCZY A. Pathophysiology of adenomyosis. Hum Reprod Update，1998，4：312-322 .

12. PISTOFIDIS G. Distinct types of uterine adenomyosis based on laparoscopic and histopathologic criteria. Clin Exp Obstet Gynecol，2014，41：113-118.

13. BAZOT M. Ultrasonography compared with magnetic resonance imaging for the diagnosis of adenomyosis: correlation with histopathology. Hum Reprod，2001，16：2427-2433.

14. HABIBA M，BENAGIANO G. Classifying Adenomyosis: Progress and Challenges. Int J Environ Res Public Health，2021，18：12386.

15. GRIMBIZIS G F，MIKOS T，TARLATZIS B. Uterus-sparing operative treatment for adenomyosis. Fertil Steril，2014，101：472–487.

16. GRIMBIZIS G F. Laparoscopic excision of uterine adenomyomas. Fertil Steril，2008，89：953-961.

17. WANG J H，WU R J，XU K H，et al. Single large cystic adenomyoma of the uterus after cornual pregnancy and curettage. Fertil Steril，2007，88：965-967.

18. GILKS C B，CLEMENT P B，HART W R，et al. Uterine adenomyomas excluding atypical polypoid adenomyomas and adenomyomas of endocervical type: a clinicopathologic study of 30 cases of an underemphasized lesion that may cause diagnostic problems with brief consideration of adenomyomas of other female genital tract sites. Int J Gynecol Pathol，2000，19：195-205.

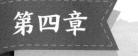 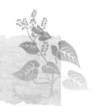

第四章　子宫腺肌病的临床症状和体征

第一节　临床症状

子宫腺肌病的典型临床表现为继发性痛经且进行性加重、月经失调、子宫增大，以及不孕、流产等，往往表现多样，典型的临床表现对于诊断具有重要价值，但临床上约35%的患者无典型症状，值得临床医师重视。此外，子宫腺肌病患者出现孕期流产和不良产科结局的风险增加。

一、痛经

痛经是子宫腺肌病最常见的临床症状，也是患者就诊的主要原因，超过2/3的患者存在痛经，通常认为可能与子宫腺肌病的病灶类型有关。部分研究显示子宫腺肌病的痛经率高达64.8%～77.8%。痛经可能开始于经前一周，止于经期结束。疼痛持续时间较长，往往可超过48小时。在病程初期患者只有月经来潮时才出现疼痛，此阶段需要与原发性痛经相鉴别，随着时间的推移，月经来潮时腹痛程度逐渐加重，疼痛时间延长，出现难以忍受的痛经，病情进一步加重时，患者在非月经期也出现腹痛，如合并子宫内膜异位症，则疼痛更加明显。研究认为，痛经程度与子宫内膜侵及肌层深度和子宫内膜间质及腺体在基层中的密度呈正相关。

二、月经失调

40%～50%的患者表现为月经过多、经期延长及月经前后点滴出血，也可有不规则子宫出血。其中月经过多最常见，表现为连续数个周期中经量明显增多，通常大于80ml，并伴有大量血块，甚至导致患者发生贫血，伴有乏力、头晕等贫血症状，严重影响女性身心健康和生活质量。目前认为这与子宫体积增大、子宫腔内膜面积增加及子宫肌壁间病灶影响子宫肌纤维收缩等有关。子宫肌壁病变影响子宫肌纤维收缩，导致月经期开放的血窦不能关闭，造成月经量增多及出血时间延长；与此同时，子宫肌壁增厚使宫腔面积增大，导致每次月经来潮时脱落的内膜量多,进一步造成出血量增加。

三、子宫增大

子宫增大是子宫腺肌病的固有临床表现,患者几乎都有不同程度的子宫增大。但和子宫肌瘤不同,子宫腺肌病患者的子宫一般不超过孕3个月大小,子宫呈弥漫性、均匀性球形增大,子宫大小和质地随月经周期改变,经期或月经前后子宫增大,以后逐渐缩小。

四、不孕

超过20%的腺肌病患者合并不孕,另外妊娠后流产、早产和死产的概率也显著增高,相应的产科不良并发症(如胎膜早破、子痫前期、胎位异常、胎盘早剥和前置胎盘等)发生率也增高,造成新生儿重症监护病房入院率增加。

从辅助生殖角度来看,子宫腺肌病患者体外受精 - 胚胎移植(in vitro fertilization and embryo transfer,IVF-ET)的着床率、临床妊娠率、活产率均显著下降。一项横断面队列研究报道,子宫腺肌病患者中合并原发性不孕者达19.8%,继发性不孕者也占到10.5%。子宫腺肌病引起不孕的机制尚不清楚,其发生原因可能与宫腔形态改变、子宫结合带异常、子宫内膜改变、炎症介质和氧化应激、输卵管梗阻,以及免疫功能失调等因素有关。

五、流产

子宫腺肌病可造成患者子宫内膜容受性异常改变而增加流产风险,包括早期、中期妊娠,以及IVF助孕的流产率。因此,子宫腺肌病是发生自然流产的独立高危因素,其中,病灶侵袭范围、病灶侵袭深度是子宫腺肌病患者发生流产的危险因素。这可能是由于子宫腺肌病病灶侵袭导致子宫内膜及肌层的结构与功能异常,从而造成胚胎发育生长环境发生改变,最终导致流产。妊娠早期若采取及时有效的对症治疗,大部分患者可获得良好的预后,并可继续妊娠,但若未引起重视延误最佳治疗时机,可导致病情进展为难免流产甚至完全流产,严重危害妇女身心健康。

六、其他相关症状

1. 贫血 这与月经期经量增多及经期延长有着密切关系,继而出现一系列贫血的临床表现,如头晕、心悸、气促等表现。

2. 腹部肿块 子宫腺肌病病变较严重时,患者可能会感觉到一个或多个腹部肿块,通常是由于肌层增厚所导致。

3. 压迫症状 子宫增大可压迫邻近器官引起相关的临床症状,如压迫膀胱可引起尿路症状,增大的子宫可能会增加腹压并压迫部分膀胱壁,导致膀胱容量减少,增强排尿感。患者可出现尿频、尿急、尿痛,甚至有时会出现尿失禁的情况,这可能是由于子宫腺肌瘤压迫膀胱所致。压迫肠管可引起肠刺激症状,如肛门坠胀感、便秘等。肛门坠胀多是由于子宫距离直肠比较近,当子宫增大时,便会出现压迫直肠的情况,特别是在经期最为明显,这是由于经期子宫出血、水肿压迫直肠,从而导致肛门坠胀的情况更为明显。

4. 腿部水肿 子宫腺肌病患者有时可能会出现腿部水肿的情况,这可能是由于子宫腺肌瘤压迫静脉所致。

5. 阴道出血 子宫腺肌病患者可能会在月经外出现阴道出血,这通常是由于子宫内膜组织侵入肌层所导致的。出血可能是周期性的,也可能是不规律的。病灶的位置和大小可能会影响出血的性质和程度。

6. 阴道分泌物异常 子宫腺肌病患者可能会出现阴道分泌物异常,分泌物增多或减少,颜色和质地也可能有所改变。这可能是由于子宫腺肌病压迫或刺激子宫内膜或阴道组织所致。

7. 体重增加 子宫腺肌病患者有时会出现体重增加的情况,这可能与激素水平的变化有关。

8. 腰骶部酸痛 子宫腺肌病有时会引起腰骶部的酸胀、疼痛,这种感觉在月经来潮前的1~2天,以及整个月经周期都有可能出现。这种痛被称为"牵扯痛",往往由于子宫腺肌病导致子宫体积变大,病灶偏向腰骶部,牵扯到腰骶部的神经,从而引起疼痛。子宫腺肌病症状可能会向其他部位放射,如腿、骨盆等。

9. 背部疼痛 子宫腺肌病患者有时可能会出现背部疼痛的情况,这可能是由于子宫腺肌瘤压迫神经所致。

10. 呕吐、腹泻 少部分患者经期会出现消化道功能紊乱的症状,主要包括恶心、呕吐,其主要原因可能是当患者痛经严重时,会导致自主神经功能障碍,从而引发胃肠功能紊乱,导致恶心、呕吐。

11. 非月经期疼痛 部分患者在非经期也会出现下腹痛的症状,可能是由于病变侵入子宫肌层,形成病灶后随每次月经来潮出现局部出血、增大。由于病变处于肌层内,无法正常排出经血,导致子宫肌层增厚、质地变硬。随疾病进展,肌层病灶逐渐加重,导致非月经期也会出现疼痛;且有些病灶可侵犯子宫周围盆底神经,引起非经期疼痛。

12. 性交痛 这可能是由于病变侵入子宫、直肠、两侧骶韧带、阴道穹窿及宫颈等,形成触痛结节,导致性交时会产生痛感。

13. 乳房胀痛 子宫腺肌病患者有时会在月经前出现乳房胀痛等乳腺症状。

14. 情绪变化 子宫腺肌病患者因长期疼痛、不孕可能会出现情绪变化，如焦虑、抑郁、易怒等精神心理相关的躯体障碍。

15. 合并其他妇科疾病 子宫肌瘤、子宫内膜异位症等。

（侯文杰）

第二节 体 征

1. 腹部隆起 子宫腺肌病患者可能会出现腹部隆起的情况，这是由子宫体积，以及子宫腺肌瘤的大小、数量和生长部位所决定的。

2. 腹部胀气 子宫腺肌病患者可能会出现腹部胀气的情况，这可能是由于子宫腺肌瘤对肠道的压迫、粘连及其他因素所致，患者查体时腹部叩诊可明显呈"鼓音"。

3. 妇科检查 子宫常均匀增大呈球形，子宫腺肌瘤可表现为质硬的结节。子宫一般不超过孕 12 周大小。如果病灶为局限型，子宫则呈不规则增大，结节不平，可能会呈现不规则形态或出现分叶现象，子宫腺肌瘤的数量和位置可能会影响子宫的形态。

4. 子宫触痛感 临近经期，病灶充血，子宫增大，质地变软，压痛比平时更明显，子宫活动度差或无活动，伴有抬举痛及摇摆痛；月经期后再次妇科检查可发现子宫体积缩小。这种周期性出现的体征改变是诊断本病的重要依据。

5. 子宫活动度差 子宫常与周围器官尤其是后方的直肠粘连而活动较差。

6. 直肠指诊异常 在进行直肠指诊时，可能会感受到子宫腺肌瘤对直肠壁的压迫和粘连，子宫的大小、位置和周围粘连情况可能会影响直肠指诊的结果。

（侯文杰）

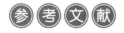

1. BOURDON M，SANTULLI P，MARCELLIN L，et al. Adenomyosis: An update regarding its diagnosis and clinical features. J Gynecol Obstet Hum Reprod，2021，50（10）：102228.

2. LI Q，HUANG J，ZHANG X Y，et al. Dysmenorrhea in patients with adenomyosis: A clinical and demographic study. J Gynecol Obstet Hum Reprod，2021，50（3）：101761.

3. 中国医师协会妇产科医师分会子宫内膜异位症专业委员会. 子宫腺肌病诊治中国专家共识. 中华妇产科杂志，2020，55（06）：376-383.

4. ZHAI J, VANNUCCINI S, PETRAGLIA F, et al. Adenomyosis: mechanisms and pathogenesis. Semin Reprod Med, 2020, 38(2-03): 129-143.

5. MARNACH M L, LAUGHLIN-TOMMASO S K. Evaluation and management of abnormal uterine bleeding. Mayo Clin Proc, 2019, 94(2): 326-335.

6. KOBAYASHI H, KISHI Y, MATSUBARA S. Mechanisms underlying adenomyosis-related fibrogenesis. Gynecol Obstet Invest, 2020, 85(1): 1-12.

7. SZUBERT M, KOZIRÓG E, OLSZAK O, et al. Adenomyosis and infertility-review of medical and surgical approaches. Int J Environ Res Public Health, 2021, 18(3): 1235.

8. CALERO M J, VILLANUEVA M R B, JOSHAGHANI N, et al. Fertility and pregnancy outcomes in patients with adenomyosis: is adenomyosis synonymous with infertility? Cureus, 2022, 14(10): e30310.

9. MOAWAD G, KHEIL M H, AYOUBI J M, et al. Adenomyosis and infertility. J Assist Reprod Genet, 2022, 39(5): 1027-1031.

10. BARBANTI C, CENTINI G, LAZZERI L, et al. Adenomyosis and infertility: the role of the junctional zone. Gynecol Endocrinol, 2021, 37(7): 577-583.

11. COZZOLINO M, TARTAGLIA S, PELLEGRINI L T, et al. The effect of uterine adenomyosis on ivf outcomes: a systematic review and meta-analysis. Reprod Sci, 2022, 29(11): 3177-3193.

12. BUGGIO L, DRIDI D, BARBARA G. Adenomyosis: impact on fertility and obstetric outcomes. Reprod Sci, 2021, 28(11): 3081-3084.

13. PIRTEA P, CICINELLI E, DE NOLA R, et al. Endometrial causes of recurrent pregnancy losses: endometriosis, adenomyosis, and chronic endometritis. Fertil Steril, 2021, 115(3): 546-560.

14. COZZOLINO M, BASILE F, PONTRELLI G. Effects of adenomyosis on obstetric outcomes. Minerva Ginecol, 2019, 71(2): 146-154.

15. BUGGIO L, MONTI E, GATTEI U, et al. Adenomyosis: fertility and obstetric outcome. A comprehensive literature review. Minerva Ginecol, 2018, 70(3): 295-302.

16. SCHRAGER S, YOGENDRAN L, MARQUEZ C M, et al. Adenomyosis: diagnosis and management. Am Fam Physician, 2022, 105(1): 33-38.

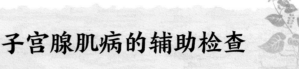

第五章
子宫腺肌病的辅助检查

第一节 实验室检查

子宫腺肌病的实验室检查指标主要为血清糖类抗原 125（carbohydrate antigen 125，CA125）水平，血清正常值为 <35U/ml。CA125 是一种高分子量的黏蛋白样糖蛋白，是单克隆抗体 OC125 特异识别的肿瘤抗原，来源于胚胎发育期体腔上皮，主要存在于子宫内膜、子宫颈管、输卵管上皮细胞、腹膜、胸膜和心包等多种正常上皮和肿瘤上皮组织中。CA125 是目前妇科临床常用的肿瘤标志物，通常用于卵巢上皮性肿瘤的诊断及监测，但在子宫内膜、子宫颈管内膜、输卵管内膜及腹膜等组织异常增生时，也可在血清中检测出增高的CA125。因此，使用血清 CA125 检测进行子宫腺肌病诊断的关键问题是缺乏特异性，无法将子宫腺肌病与其他疾病区分开来。

子宫内膜侵入子宫肌层后异常分泌 CA125，通常是正常子宫内膜分泌量的 2～4 倍，肌壁间异位子宫内膜细胞表面的 CA125 分子释放进入血液循环，从而使子宫腺肌病患者血清中 CA125 水平增加。1985 年 Takahashi 等首次报道血清CA125 检测可用于子宫腺肌病的诊断。国内学者报道，CA125 诊断子宫腺肌病的灵敏度为 78.95%，特异度为 83.33%，阳性率可达 74.4%～84.1%，表明 CA125的测定对诊断子宫腺肌病有一定临床价值。Sheth 等的研究发现，在严重的子宫腺肌病患者（子宫体积 > 孕 12 周）中血清 CA125 水平与子宫大小呈正相关。有研究报道，血清 CA125 水平与子宫腺肌病病灶重量呈正相关，术后血清 CA125水平，可作为确定子宫腺肌病保守手术治疗效果和发现早期复发迹象的重要指标。另有学者发现在子宫腺肌病患者中，血清 CA125 高表达且阳性率较高，而人附睾蛋白 4（human epididymis protein 4，HE4）的血清表达水平及阳性率较低，二者联合检测在子宫腺肌病的辅助诊断中具有一定的应用价值。而使用CA125、CA19-9 和 IL-6 联合检测相比于单独检测 CA125 并不能显著增加其诊断准确性。此外，血清 CA125 水平是子宫腺肌病和子宫肌瘤鉴别诊断的潜在血清学筛查标志物，与阴道超声或 MRI 等影像学检查结合使用，可有效提高鉴别诊断的准确性。虽然 CA125 的测定对子宫腺肌病的诊断及鉴别诊断有一定的作用，但由于血清 CA125 水平易受肿瘤、盆腔炎、结核、月经期、绝经期等许多因素影响而增高，因此，CA125 增高时要结合病例具体分析，做出正确的诊断。

抗子宫内膜抗体（antiendometrium antibody，EMAb）是以子宫内膜组织为靶抗原而引起免疫反应的自身抗体，已有研究证实其在子宫内膜异位症患者外周血中的阳性率显著高于正常女性，对疾病的诊断具有一定意义。有研究发现，EMAb 诊断子宫腺肌病的灵敏度为 55.26%，特异度为 86.67%，且子宫腺肌病组阳性率显著高于子宫肌瘤组，因此认为 EMAb 对子宫腺肌病的诊断与子宫肌瘤的鉴别诊断具有一定的价值。另有文献报道，联合检测血清 CA125 和 EMAb 水平，以两者均阳性为标准诊断子宫腺肌病的灵敏度为 54.6%，特异度为 100%，因而认为联合检测可提高诊断的准确性。如果 CA125、EMAb、B 超三项联合检测，如三项均为阳性，则可能确定子宫腺肌病的诊断；如三项均为阴性，则诊断子宫腺肌病的可能性不大。

膜联蛋白 A2 是一种钙结合细胞骨架蛋白，在许多细胞生物学过程中发挥作用，包括血管生成、增殖、凋亡、钙信号通路和细胞生长调节等。有研究发现子宫腺肌病患者血清膜联蛋白 A2 水平显著高于子宫肌瘤患者，具有潜在的子宫腺肌病鉴别诊断价值。Streuli 等发现与无腺肌病对照组相比，局灶型子宫腺肌病的女性血清骨桥蛋白水平较低。

目前也有一些新方法使用血清样本进行蛋白质组学分析。有研究者采用同位素标记相对和绝对定量（isobaric tags for relative and absolute quantitation，iTRAQ）技术对子宫腺肌病患者和健康对照组的血清进行蛋白质组学分析，发现其中有 20 余种差异表达的蛋白质，主要涉及细胞黏附、免疫反应和炎症反应，为子宫腺肌病的诊断提供了有前景的生物标志物。基质辅助激光解吸电离飞行时间质谱（matrix- assisted laser desorption ionization time-of-flight mass spectrometry，MALDI-TOF-MS）是一种新型质谱检测技术，可直接从粗样品中快速、可重复地分析多种疾病特异性生物标志物。有研究利用 MALDI-TOF-MS 找到并筛选出 10 余种在子宫腺肌病患者血清中差异表达的蛋白质。Chen 等从子宫腺肌病患者血清中分离出胞外囊泡，并进行质谱鉴定，发现了只表达于子宫腺肌病患者中的蛋白，可成为诊断子宫腺肌病的潜在生物标志物。

用于诊断子宫腺肌病的生物标志物并不像成像技术那样成熟，尽管已经有许多研究筛查并发现了潜在的生物标志物，但目前除了 CA125 均没有应用于临床。这些生物标志物中有许多与病因学有关，并且是非特异性的，这对妇科疾病或其他全身性疾病的鉴别方面造成了问题。

（许 泓 孙 峰）

第二节 影像学检查

一、超声诊断

子宫腺肌病的超声表现与其组织病理学表现密切相关。超声可较清晰地显示与子宫腺肌病病理变化相应的声像图特征,且方便、价廉、易重复,为子宫腺肌病首选的影像学检查方式。

(一)子宫腺肌病的超声诊断概述

正常状态下,子宫内膜并不向肌层浸润,当子宫肌层受到炎症、损伤、高雌激素水平等因素的影响,其防御能力也会随之下降,子宫内膜向肌层生长,从而引发子宫腺肌病。目前临床诊断子宫腺肌病以超声检查和磁共振成像为主,磁共振成像检查诊断率较高,是一种安全、可靠的诊断方法,已获得临床的广泛认可;其不足之处在于检查费用较高,难以在基层医院普及,无法作为首选诊断方法,只能在其他诊断无法确诊时使用。

彩色多普勒超声检查清晰、完整,能够准确地反映子宫腺肌病的病理、生理变化。超声检查诊断子宫腺肌病的准确性与 MRI 检查相近;经阴道超声(travaginal ultrasound,TVUS)检查诊断子宫腺肌病的灵敏度、特异度和准确率分别为 84.0%、91.9% 和 87.4%。

子宫腺肌病的超声检查采用经阴道及经腹部均可,不能经阴道超声检查者可经直肠超声检查。三维超声检查可加强超声对结合带的观察能力。

JZ 由内部致密区和外部过渡区两部分组成,内部致密区为纵向平行于子宫内膜的致密平滑肌束。在此区域下,平滑肌束呈松散的组织排列,被称为 JZ 过渡区域。子宫内膜到 JZ 过渡明显,但 JZ 到子宫肌层过渡不明显。为避免子宫腺肌病误诊,异位子宫内膜应至少在距"子宫内膜 - 肌层"界面一段距离的地方观察。最普遍接受的分界值标准为 2.5mm。最新研究发现,JZ 厚度范围为 5~8mm。平均最大厚度的正常值为 8mm。

子宫腺肌病发生时,基底层子宫内膜通过改变或缺失的 JZ 向下生长和内陷肌层。当同时合并以下特征时可提高诊断的准确性:①JZ 不规则性增厚;②JZ 厚度差大于 4~5mm;③浸润深度增加;④JZ 最大厚度与子宫肌壁厚度之比大于 40%。

子宫腺肌病根据病灶特点和累及范围可分为弥漫型与局灶型子宫腺肌病,局灶型子宫腺肌病包括子宫腺肌瘤、子宫囊性腺肌病。子宫内膜腺体或间质在子宫肌层内弥散分布时,子宫腺肌病被归类为弥漫型,而当病灶局限时，子宫腺肌病被归类为局灶型。局灶型子宫腺肌病与子宫腺肌瘤不同，后者定义为局灶型子宫腺肌病伴周围子宫平滑肌的代偿性肥大。子宫囊性腺肌病的特征为子宫肌层内出现 1 个或多个囊腔，囊腔内含棕褐色陈旧性血性液体，囊腔内衬上皮有子宫内膜腺体和间质成分，又称为囊性子宫腺肌瘤（cystic adenomyoma）或子宫腺肌病囊肿（intradural endometriotic cyst）。此外还有特殊类型，包括子宫内膜腺肌瘤样息肉和非典型息肉样腺肌瘤。

（二）子宫腺肌病超声表现

1. 子宫增大呈球形，回声不均，前后壁不对称性增厚，多以子宫后壁及宫底为著；肌层增厚及回声不均由异位的子宫内膜腺体和间质在肌层内生长所致。回声减弱的区域对应组织病理学中的平滑肌增生区域；不均质回声增强区域对应被低回声平滑肌包围的异位子宫内膜组织回声岛。

2. 受累子宫肌层内探及微小囊肿，为异位腺体的囊性扩张，直径通常为 1～5mm；有时内伴出血，可呈低回声、磨玻璃样或囊内混杂回声，囊肿周边可见回声区增强。子宫肌层囊肿的存在是 TVUS 最敏感和最特异的诊断标准。

3. 子宫内膜 - 肌层分界不清，内膜下可见线状、芽状或岛状高回声结节。这是垂直于子宫内膜腔与子宫内膜连续的结构，代表基层子宫内膜直接侵入子宫肌层；当这些条纹混合或变得模糊时，可引起子宫内膜的假性增宽；偶尔可见整个线状条纹内充满无回声，即所谓的"棒棒糖"憩室。

4. 子宫肌层内可见放射状排列的扇形声影，为穿过子宫壁低回声和高回声交替的线状条纹。这种声学效应是由囊肿和侧壁含液量背后的声学增强和阴影交替引起。

5. 彩色多普勒血流成像（color doppler flow imaging，CDFI）显示子宫肌层受累区域血流信号增加，血流走行为扭曲的穿入血流方式，而非子宫肌瘤的环形血流。

6. JZ 增厚、不规则、中断或难以分辨。JZ 是子宫内膜与子宫肌层间的移行区域，通常表现为子宫内膜下低回声带。超声测量较 MRI 困难，三维超声尤其是冠状切面可较好地评价。经阴道三维超声 JZ 最大厚度（JZ max）≥8mm 或 JZ 最大与最小厚度之间的差异（JZ diff）≥4mm 可提示子宫腺肌病。子宫内膜腺体侵入子宫内膜下组织引起增生反应，表现为从子宫内膜层向外呈扇形的线状回声条纹，这种特征可能是 JZ 中断的标志。JZ 界限不清对腺肌病的诊断具有较高的特异度。

7. 子宫形态呈"问号征"。合并子宫内膜异位症，尤其后盆壁受累时，子宫体向后弯曲，宫底面朝向后盆壁，宫颈朝向膀胱，呈问号征改变。动态扫查，子宫滑动征阴性。

(三)子宫腺肌病规范化描述

1. 子宫的规范化检查 包括阴道、宫颈和子宫体。经腹壁超声检查采用仰卧位,经阴道超声检查取膀胱截石位,经直肠超声检查取左侧卧位或膀胱截石位。

(1)显示阴道正中矢状切面:扫查过程中动态观察阴道壁及阴道周围脏器的移动,排除阴道壁及直肠阴道隔部位的异常,以及评估阴道壁与周围脏器是否存在粘连。留取阴道正中矢状切面图,从左至右显示尿道及与之相连的膀胱、阴道前壁、阴道、阴道后壁和直肠。

(2)显示宫颈的正中矢状切面:将探头移至阴道顶部,动态观察宫颈有无异常;留取宫颈正中矢状切面图,显示宫颈的中线回声。

(3)显示子宫体的矢状面、宫体及宫颈的横切面:观察内容包括子宫的形态、大小及生理性变化;子宫有无异常,其位置、大小、形态、回声特点、与周围结构的关系及血流分布情况;必要时测量频谱多普勒的血流参数。留取子宫体正中矢状切面图,显示子宫内膜的中线回声,在子宫角下方显示子宫体的横切面,显示子宫内膜的中线回声,异常情况应留取阳性图像及对应的体表标志或文字标识。

(4)测量参数:①子宫内膜厚径:在子宫体的正中矢状切面、垂直于子宫内膜中线,测量双层内膜外侧边缘之间的最大厚径;建议以 mm 为单位,精确到小数点后 1 位数;如果存在宫腔积液,应分别测量两个单层内膜厚径并相加;存在宫腔病变时,应记录包含病变在内的内膜总厚度;病变为黏膜下肌瘤时,测量内膜厚度时不应包括黏膜下肌瘤;如果内膜与肌层交界面不清楚,应描述为"无法测量"。②子宫大小:在子宫体的正中矢状切面测量子宫体的长径和厚径;将探头旋转 90°,在子宫角下方、子宫体的横切面测量子宫体的宽径;建议以 cm 为单位。

2. 子宫常见疾病的超声描述

(1)子宫内膜的超声评估及宫腔内病变

1)内膜回声:子宫内膜的回声可以表现为均匀或不均匀。以子宫肌层回声为参照,均匀的子宫内膜回声分为高回声、等回声和低回声。均匀的高回声子宫内膜既可见于正常分泌晚期,也可见于异常子宫内膜;等回声子宫内膜可见于分泌期子宫内膜,也可见于异常子宫内膜,低回声伴有三线征多见于增殖期子宫内膜。子宫内膜回声不均匀可以表现为伴有或不伴有囊样结构,也可以表现为内膜回声均匀伴有囊样结构。镜下病理改变可为正常子宫内膜,也可为异常子宫内膜。

2)子宫内膜中线:可表现为线性、非线性、不规则或未显示。线性子宫内膜多见于正常子宫内膜；内膜中线呈线性、非线性、不规则或未显示，既可见于正常子宫内膜，也可见于异常子宫内膜。

3）子宫内膜与基层交界面：子宫内膜与基层的交界面可表现为规则、不规则、中断和未显示。交界面规则，既可见于正常子宫内膜，也可见于异常子宫内膜；交界面表现为不规则、中断和未显示，多见于异常子宫内膜，如子宫腺肌病。

4）宫腔内局灶型及弥漫型病变：向宫腔凸起的病变称为宫腔内病变，包括子宫内膜病变，即子宫肌层向宫腔凸起的病变。依据病变的范围，分为弥漫型病变和局灶型病变。如凸入宫腔病变的基底大于内膜面积的 25%，定义为弥漫型病变；如病变基底小于内膜面积的 25%，定义为局灶型病变。局灶型病变中，子宫内膜水平处病变基底部的最大直径与病变最大径的比值 <1，定义为有蒂；比值≥1，定义为无蒂。常见的局灶型病变包括子宫内膜息肉即息肉癌变、子宫内膜局灶型增生过长、呈息肉样生长的子宫内膜癌、黏膜下肌瘤、凸入宫腔的低度恶性间质肉瘤等；在超声检查报告中可统称为息肉样病变。常见的弥漫型病变包括子宫内膜弥漫型增生过长，子宫内膜增生过长为子宫内膜样癌的前驱病变，镜下病理检查，二者常同时存在；在超声检查报告中可统称为子宫内膜病变。

（2）子宫肌层的超声评估及子宫病变：①正常子宫肌层：子宫外观大致对称，子宫前壁与后壁的测值大致相似，回声均匀，子宫内膜与子宫肌层之间的交界部界线清楚。②子宫腺肌病：a. 子宫的形态：可表现为非对称性增大，前后壁不对称（图 5-2-1A）；也可表现为球形增大，前后壁大致对称。b. 肌层回声：子宫肌层回声不均匀，典型的子宫腺肌病可见扇形声影；肌层内小的类圆形无回声区，周边回声略高（图 5-2-1B）；子宫肌层与肌层分界不清。

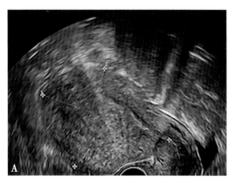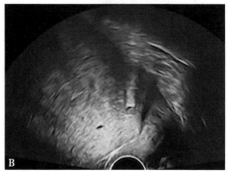

图 5-2-1　子宫腺肌病超声图像
A. 子宫腺肌病子宫前后壁不对称；B. 子宫腺肌病肌层内见无回声。

3. 子宫腺肌病的规范化描述 在检查和描述子宫腺肌病时,应评估以下七个项目。

(1)超声表现:首先,子宫肌层应分为正常或异常,当子宫肌层表现为异常时,描述其是否表现出子宫腺肌病、肌瘤或肉瘤的迹象。子宫腺肌病的典型特征包括:球形子宫增大,肌层不对称增厚,肌层囊肿,内膜下线状或芽孢状高回声,高回声岛,扇形阴影,不规则或间断的交界区,以及彩色多普勒超声检查中的病变血管(图 5-2-2)。

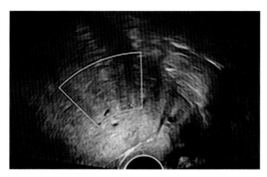

图 5-2-2 子宫腺肌病彩色多普勒超声检查可见病变血管

(2)位置:子宫腺肌病的位置应描述为前部、后部、左侧、右侧或底部。为了确定准确的位置,应在矢状面(图 5-2-3A)和横切面(图 5-2-3B)检查子宫。三维超声检查子宫冠状面的附加价值需要在未来的研究中确定。

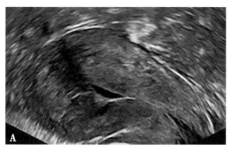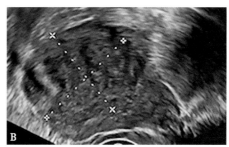

图 5-2-3 子宫腺肌病矢状面和横切面
A. 子宫腺肌病矢状面;B. 子宫腺肌病横切面。

(3)局灶型 / 弥漫型:在每个位置,应通过估计病变与周围正常子宫肌层在子宫矢状切面上的相对比例来确定子宫腺肌病是局灶型还是弥漫型,其中子宫腺肌病病变似乎最大。如果病变周围 >25% 被正常的子宫肌层包围,则应将子宫腺肌病病变定义为局灶型病变。如果 <25% 的病变被正常的子宫肌层包围，则子宫腺肌病被分类为弥漫型病变。如果难以区分局灶型和弥漫型子宫腺肌病，则应报告为弥漫型。如果子宫内不同部位同时存在弥漫型和局灶型子宫腺肌病，应将其归类为"混合型子宫腺肌病"。需要未来的研究来确定使用横向和 / 或冠状面来区分局灶型和弥漫型子宫腺肌病的价值。当局灶型子宫腺肌病被肥厚的子宫肌层清楚地界定并包围时，称为子宫腺肌瘤。

（4）囊性 / 非囊性：子宫腺肌病应分为囊性或非囊性。所有类型的腺肌病（局灶型、弥漫型、混合型和腺肌瘤）都应报告囊肿的存在。子宫腺肌病若存在可测量的肌层囊肿时被定义为囊性，其最大直径≥2mm。囊性灶通常无回声或低回声，囊肿周围可能有回声边缘。仅测量最大囊肿的最大直径即可，并且应记录边缘是否有回声。

（5）子宫各层受累程度：笔者建议，不仅要评估子宫交界区，还要评估子宫肌层和浆膜的其他层，并推测所涉及的层的数量和类型可能取决于子宫腺肌病的病因，并与临床表现相关。子宫腺肌病可能涉及三个子宫层中的一个或多个：交界区（子宫内肌层，也称为内膜下层，由纵向和圆形紧密堆积的平滑肌纤维组成）；中间肌层（血管弓和交界区之间的肌层，由交叉的肌肉纤维组成）；外肌层（浆膜下层，即浆膜和血管弓之间的层）。如果累及外肌层，浆膜层可能完整或中断。为了帮助识别子宫腺肌病的浆膜受累，应始终记录内脏（肠道）滑动或固定在子宫上的情况。三个层中的一个层的参与记录为类型 1、2 或 3。如果涉及多个层，则记录并描述类型，例如，类型 1-2、类型 2-3 或类型 1-3。为了区分浆膜下层和中间肌层的受累，可以使用彩色多普勒并估计与血管弓相关的位置。需要进一步的研究来确定区分三层肌层，以及区分中肌层和外肌层是否有临床价值。

（6）病变程度：应根据受子宫腺肌病影响的子宫体的比例，主观评估疾病的程度，并将其分类为：轻度（<25%）、中度（25%～50% 受影响）、严重（>50% 受影响）。如果不同部位存在腺肌病病变，在描述疾病程度时，应估计不同病变的体积总和。

（7）病变的大小：应测量子宫腺肌病病变的最大直径。在临床中，应在最大病变的最大直径平面内进行测量。在研究环境中，笔者建议测量每个病灶的最大直径。在弥漫型病变的情况下，应测量子宫肌层壁厚度，并记录所涉及的部位。未来的研究需要评估在所有三个正交平面中损伤大小的附加值（表 5-2-1、表 5-2-2）。

表 5-2-1　子宫腺肌病超声规范化描述

观察内容	超声具体描述
子宫体	• 宫体：大小及宫壁对称性 • 子宫肌层回声：均质或不均质 • 肌层病变界限：清楚或不清楚 • 病变数量：如果病变数量超过 4 个，描述为数量＞4 即可
病灶位置	子宫前壁、后壁、宫底、左侧壁、右侧壁
子宫各层受累程度	• 类型 1、2、3：分别累及结合带、中肌层和外肌层 • 类型 1-2：累及结合带和中肌层 • 类型 1-3：累及子宫各层
分型	• 局灶型：超过 25% 周长必须被正常肌层环绕，前提是子宫体肌层受累少于 25%（矢状面病灶最大处扫查） • 弥漫型：多发病灶时，肌层受累总和超过子宫体 25%，当难以区分弥漫型还是局灶型病变时归为弥漫型 • 混合型：不同位置同时存在局灶型和弥漫型病变 • 腺肌瘤：局灶型子宫腺肌病被肥厚的子宫肌层包绕且界线相对清楚
病变程度	• 轻度：影响子宫体积＜25% • 中度：影响子宫体积 25%～50% • 重度：影响子宫体积＞50%
特征征象	• 肌层囊肿：测量最大囊肿的最大直径，记录边缘是否有回声 • 阴影程度：轻微、中等或强烈 • JZ 描述：规则、不规则、间断、不可见或不可评估，并测量最大厚度和最小厚度 • 内膜下线状或芽孢状高回声：记录数量和位置 • 血流描述：主观评分报告血管化程度

注：结合带（JZ）：内膜下层；中肌层：血管弓与结合带之间的肌层；外肌层：浆膜和血管弓之间的浆膜下层；弥漫型病变测量子宫肌层壁的厚度，局灶型病灶记录病灶的 3 个径线。

表 5-2-2　子宫腺肌病分类

分类	超声表现
1. 内生型子宫腺肌病（Ai）	
局灶型（Ai0）	局灶型子宫内膜内微小囊肿成分，伴或不伴 JZ 增厚（单发或多发）
表浅型（Ai1）	弥漫型子宫内膜下微小囊肿成分，伴或不伴 JZ 增厚（对称或不对称）
弥漫型（Ai2）	弥漫型子宫内膜内微小囊肿成分，伴有 JZ 增厚（对称或不对称）

分类	超声表现
2. 子宫腺肌瘤（Ad）	
壁内实性腺肌瘤（Ad1）	定义不清的子宫肌层病变，伴有微小囊肿成分（出血或不出血）
壁内囊性腺肌瘤（Ad2）	定义不清的子宫肌层病变，伴有出血性囊肿
黏膜下腺肌瘤（Ad3）	定义不清的子宫肌层病变，伴有微小囊肿成分并向腔内突出
浆膜下腺肌瘤（Ad4）	定义不清的肌层下病变，伴有微小囊肿成分
3. 外生型子宫腺肌病（Ae）	
后壁外生型（Ae1）	与后壁深部子宫内膜异位症相关的后壁浆膜下肌层肿块
前壁外生型（Ae2）	与前壁深部子宫内膜异位症相关的前壁浆膜下肌层肿块

（四）鉴别诊断

根据超声下表现，可对腺肌病及子宫平滑肌瘤进行鉴别（表5-2-3）。

表5-2-3　子宫腺肌病与子宫平滑肌瘤的鉴别诊断

项目	子宫腺肌病	子宫平滑肌瘤
边界	模糊	清晰，通常是圆形的
阴影	细长、平行或垂直的百叶窗形阴影	边缘阴影，钙化形成的密集阴影
回声质地	不均质性，有结节和条纹	多样，通常呈旋涡状
回声增强	轻度增强	通常呈低回声，但不稳定
钙化	无	常见；边缘钙化或大片钙化
囊肿	微小囊肿和囊性条纹	通常为实性；可能会有巨大囊状变性
血管形成	血流增强；穿透血管	性质多变；通常为迂回血管形成
子宫内膜	正常厚度，边界模糊	正常厚度和边界，但可能被遮挡和扭曲
位置	位于中央、邻近或位于子宫内膜内	黏膜下、肌壁间或浆膜下

（五）超声新技术在诊断子宫腺肌病中的应用

详见本章第三节诊断新进展。

二、磁共振

（一）磁共振诊断子宫腺肌病的概述

影像学检查在子宫腺肌病的术前无创诊断中起到了至关重要的作用，其中磁共振成像（magnetic resonance imaging，MRI）以其较高灵敏度和特异度在临床被广泛运用。磁共振成像诊断子宫腺肌病的灵敏度可达近 90%，而特异度为 70%~90%。与常规超声检查相比，MRI 对于子宫腺肌病在定性及定位检查上更具有优势，其图像直观，有多参数、多平面成像的优势，无操作者依赖性；MRI 检查软组织分辨率高，对于病灶的边界及与周围组织器官的关系显示清晰，能够较为准确分辨子宫内膜和子宫肌层；并且不同的成像序列对比，可以分辨病灶内的病理成分，比如病灶是否有出血、囊变、恶变等，还可以评价病灶的血供情况。因此，MRI 已经越来越多地应用于子宫腺肌病的疾病诊断、分型及药物治疗后的随访之中。

正常育龄期女性的子宫在 MRI 上主要表现为三层结构：子宫内膜及宫腔内容物表现为 T_1WI 呈略高信号，T_2WI 表现为长带状均见的高信号。子宫肌层内 1/3，即结合带表现为中间带状低信号。子宫肌层外 2/3 则表现为等信号。MRI 检查对于子宫分辨率高，能够确切显示出异位子宫内膜部位和范围，以及与周围组织、器官的关系，直接显示增厚结合带内的微小病变，例如出血等，尤其是矢状面上 T_2WI 增强成像，能够使病灶部位及范围更加清晰地显示出来，特异度和灵敏度高，诊断准确率高。

需要注意的是，结合带是一个影像学上的概念，在子宫肌层中并无特定的组织学概念相对应。正常结合带对调控子宫内膜生长、分化及生理性宫缩等具有重要意义，其组织结构破坏和功能紊乱可参与众多子宫病变的发生过程，在多种子宫疾病的发病机制中具有其独特的作用。正常情况下，结合带的厚度约为 4mm，但在多种情况下结合带的厚度可发生变化。在月经周期中激素水平的影响之下，月经周期的第 8 天和第 16 天之间结合带最厚；在更年期和孕期显得较薄；口服避孕药、促性腺激素释放激素拮抗剂（gonadotropin-releasing hormone antagonist，GnRH-a）等药物使用也可影响结合带的厚度。

（二）子宫腺肌病的磁共振成像表现

常规的 MRI 平扫就能较为清晰地显示子宫腺肌病的病灶（图 5-2-4），其中矢状位 T_2WI 显示病灶最为清晰。子宫腺肌病 MRI 表现分为直接征象和间接征象，直接征象包括微囊肿、子宫腺肌瘤等；间接征象指子宫肌层在异位的子宫内膜刺激后发生的病理变化。间接征象可为结合带的改变。微囊肿是位于结合带或子宫外层肌层的类囊肿改变，在 T_1WI 表现为低信号，而在 T_2WI 上表现为高信号，微囊肿的病理基础为异位到子宫肌层中的子宫内膜。子宫腺肌瘤，即局灶型子宫腺肌病，在磁共振成像上与子宫肌瘤均表现为 T_2WI 上的低信号改变，一般可通过以下两点进行鉴别：首先，子宫腺肌瘤中可以存在微囊肿；其次，子宫肌瘤的周围血供更为丰富，呈包绕样改变，而子宫腺肌瘤的供血动脉较为细小，伸入瘤体内，无包绕样改变。

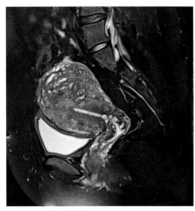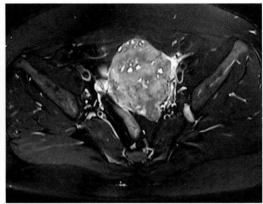

图 5-2-4　子宫腺肌病 MRI

子宫腺肌病在 MRI 可表现为子宫体积不同程度的增大，可均匀增大或局部增大，了宫肌层局限性或弥漫型增厚，部分局部增厚的子宫肌层可形成瘤，在 T_2 加权像病灶显示较清晰，为子宫肌层内边界欠清的低信号病灶；也可以表现为结合带正常结构的破坏及异常增厚。结合带增厚分为局灶型和弥漫型，结合带厚度超过一定临界值是诊断子宫腺肌病的有力指标。子宫肌层内的病灶表现为多发点状高信号，这些点状高信号在组织病理学上对应增生的异位内膜，而周围的低信号区域对应于子宫肌层的平滑肌增生。T_1 加权像对病灶显示稍差，但有出血的灶性组织可表现为高信号。

JZ 厚度对子宫腺肌病具有一定的诊断意义。JZ 由基底层内膜和内 1/3 肌层构成，在 MRI 的 T_2 加权图像上呈现不规则的低信号影。当 T_2 加权像上 JZ 的厚度超过 12mm 时，可高度疑诊子宫腺肌病；JZ 厚度 <12mm 时，如果存在其他表现，如高信号斑点或 JZ 边界不规则，也可诊断子宫腺肌病。而当 JZ 厚度 <8mm 时，可基本排除子宫腺肌病。JZ 厚度在 8～12mm 之间时，最厚处的厚度与最薄处厚度的差值（JZmax-JZmin）大于 5mm 或 JZ 厚度最厚处的厚度与子宫肌层厚度之比超过 40% 时，也可高度疑诊子宫腺肌病。如前所述，JZ 的厚度在不同生理或病理状态下都可以发生变化，此外，一过性的短暂宫缩也可以造成 JZ 厚度的变化，在 T_2WI 上可表现为孤立或多发的、局限型或弥漫型的低信号区域，可能对 JZ 的厚度测量造成一定的误差，从而造成诊断困难。而上述各项指标中 JZmax-JZmin 似乎受到激素或其他干扰因素的影响较小。当子宫腺肌病患者合并其他疾病，例如子宫肿瘤、宫腔积液等疾病结合带显示不清时，也可造成诊断困难。

Gordts 等于 2008 年提出，根据 MRI 测量的 JZ 厚度可将子宫腺肌病分为

3 种类型：①单纯 JZ 增生：35 岁以下的妇女，MRI T_2 加权像中 JZ 厚度 >8mm 但 <12mm；②部分或弥漫型子宫腺肌病：JZ 厚度 >12mm，高信号强度肌层病灶，外肌层受累；③子宫腺肌瘤：子宫肌层内出现边界不清晰的低信号肿块。

根据子宫腺肌病病症累及范围可分为弥漫型子宫腺肌病（图 5-2-5）和局限型子宫腺肌病（图 5-2-6）：弥漫型子宫腺肌病在 T_1WI 上表现为子宫体积较均匀的增大，子宫轮廓较清晰，其内信号均匀，类似肌层信号，病变与正常肌层不能区分。T_2WI 上表现为点状囊状高信号。结合带增宽，多大于 12mm。而局限型子宫腺肌病子宫不均匀增大，病灶可发生于任何部位，常见于子宫后壁、前壁及子宫底。病灶与肌层呈等信号，分界不清，部分局部可形成子宫腺肌瘤，与子宫肌瘤难区分。T_1WI 和 T_2WI 多有与结合带信号接近的低信号肿块影，点状和小囊状高信号。在 T_2WI 上弥漫型增厚的结合带和肌层内的局

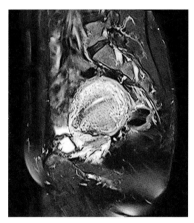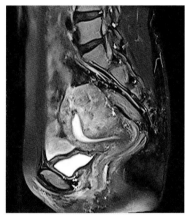

图 5-2-5　弥漫型子宫腺肌病

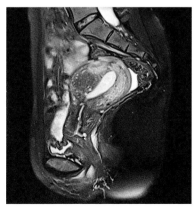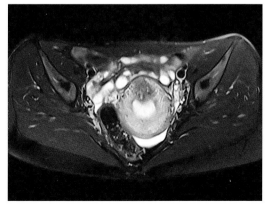

图 5-2-6　局限型子宫腺肌病

限性低信号包块，与病理学上异位内膜岛周围增生肥大的平滑肌纤维相对应，而 T_1WI 上的点状高信号则是异位的子宫内膜岛，当子宫腺肌病患者异位的内膜岛发生陈旧性出血时，T_1WI 和 T_2WI 呈高信号，若未发生出血则只有 T_2WI 呈高信号。

（三）子宫腺肌病的磁共振分型

基于上述 MRI 诊断子宫腺肌病的优势，研究者和临床医生们试图根据 MRI 表现将子宫腺肌病进行影像学分型，从而指导子宫腺肌病的治疗。然而，各种 MRI 分型方法都存在一定的局限性，临床上尚未有一种兼具临床指导意义及应用便捷性的分型。其中报道较多的分型有：Kishi 在 2012 年提出的四亚型分型及 Bazot 提出的更为复杂的 A～K 型 11 亚型的分型，前者的分型简洁，后者的分型相对复杂，两者都还有待更多的临床验证。

Kishi 等在 2012 年提出根据 MRI 表现将子宫腺肌病分为 4 个亚型，分别为 Ⅰ 型内部型（intrinsic）、Ⅱ 型外部型（extrinsic）、Ⅲ 型中间型（intramural），以及 Ⅳ 型其他类型。Ⅰ 型子宫腺肌病病灶仅发生在子宫内层，不影响子宫的外部结构，表现为与增粗的结合带相连接的病灶，不累及外层结构，单纯于子宫内层浸润生长。Ⅱ 型仅发生在子宫外部，不累及结合带及肌层，于子宫外层浸润生长。Ⅲ 型病灶不影响子宫的整体结构，为局部浸润性病灶，包括囊性子宫腺肌病和子宫腺肌瘤。Ⅳ 型为 AM 病灶不符合上述任何一型者。这一分型方法提示不同亚型的子宫腺肌病的发病机制和临床表现可能存在差异。内部型子宫腺肌病可能是子宫内膜直接侵犯子宫肌层引起的，病理检查可观察到与子宫在位内膜连续，临床发现内部型子宫腺肌病患者有年龄大、多次刮宫史等临床特点，更易出现异常子宫出血及全身贫血症状。而外部型子宫腺肌病在年轻、痛经症状较重且合并不孕的女性中更常见，病灶多位于后壁，盆腔粘连较为严重，可能与盆腔深部子宫内膜异位症具有相关性，是子宫外的子宫内膜异位病灶侵犯子宫肌层引起的。已有研究发现，伴有深部子宫内膜异位病症结节的妇女多合并外部型子宫腺肌病，且深部浸润型子宫内膜异位症（deeply infiltrating endometriosis，DIE）在外部型局灶型子宫腺肌病患者中常见，而在内部型的子宫腺肌病患者中相对罕见，提示子宫腺肌病的分型可能在发病机制上也存在异质性。因此，不同分型的子宫腺肌病存在不同的临床特征和分子机制。

内部型子宫腺肌病（图 5-2-7）在 MRI 上的直接征象主要是多发微小的肌层内囊性病灶，伴有周围平滑肌增生改变。多发微小的囊性病灶在肌层内，在 T_2WI 上表现为高信号，在 T_1WI 上表现为低信号。该征象是子宫腺肌病的直接征象，诊断特异性较高，但是仅在约 50% 的患者中出现。内部型子宫腺肌病的间接征象主要表现为结合带的局限或弥漫型增厚。结合带在 T_1WI 表现为位于低信号的内膜和中等信号的外肌层之间的稍高信号带，在脂肪抑制的 T_1 像上显示最为清晰。

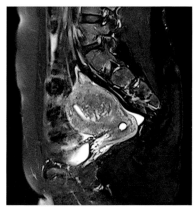
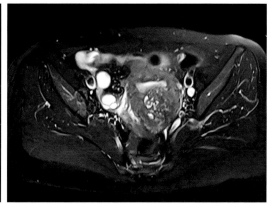

图 5-2-7　内部型子宫腺肌病

外部型子宫腺肌病（图 5-2-8）主要发生在子宫后部，常伴盆腔子宫内膜异位症病灶，如：直肠子宫陷凹子宫内膜异位症、卵巢子宫内膜异位症等，提示外部型子宫腺肌病的发生发展可能与盆腔子宫内膜异位症息息相关。或直肠阴道隔子宫内膜异位病灶反复出血形成局部纤维组织增生，宫骶韧带增厚，从而导致子宫与直肠致密粘连，直肠子宫陷凹封闭，导致直肠泪滴样牵拉变形。在 MRI 上外部型病灶可表现为边界欠清的低中信号肿物，内常伴有小点状高信号，不对称的位于子宫后部外肌层，结合带一般未被侵及。

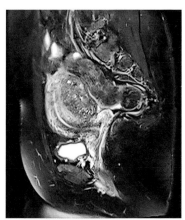
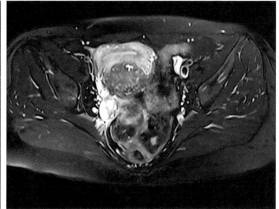

图 5-2-8　外部型子宫腺肌病

腺肌瘤在 T_2WI 上表现为边界欠清的肌层低信号占位性病变,可含有高信号的小囊性灶。结合带和子宫浆膜均一般无受累。MRI 可以用于评估腺肌瘤的位置、个数及其与周围组织的关系。腺肌瘤也可以表现为囊性,其内主要是出血性内容物。在 T_1 加权像上常表现为均匀高信号,在 T_2 加权像上因出血机化的期相不同而显示不同的信号。

此后,Bazot 等提出了更为详细全面的 MRI 分型,将腺肌病按内部型子宫腺肌病(A~E 型)、腺肌瘤(F~I 型)和外部型子宫腺肌病(J~K 型)三大范畴,根据子宫腺肌病不同的形式、部位,并与可能的治疗方式相关等,具体细分为从 A 型到 K 型 11 个亚型。内部型又细分为 A~E 型,A 型局限型子宫腺肌病为局限的肌层内微囊性成分,伴或不伴有结合带膨隆(单发或多发);B、C 型表浅型子宫腺肌病为弥漫型内膜下微囊性成分,不伴有结合带增厚(对称或非对称);D、E 型弥漫型子宫腺肌病为弥漫型肌层内微囊性成分,伴有结合带增厚(对称或非对称)。腺肌瘤细分为 F~I 型,F 型壁内实性腺肌瘤为边界不清的肌层病变,有微囊性成分(出血性或非出血性);G 型壁内囊性腺肌瘤为边界不清的肌层病变,有出血囊腔;H 型黏膜下腺肌瘤为边界不清的肌层病变,有微囊性成分并凸入宫腔;I 型浆膜下腺肌瘤为边界不清的浆膜下肌层病变,有微囊性成分。外部型又细分为 J、K 型,J 型后部外部型腺肌病为边界不清的后部浆膜下肌层肿物,与后盆腔深部子宫内膜异位症关系密切;K 型前部外部型腺肌病为边界不清的前部浆膜下肌层肿物,与前盆腔深部子宫内膜异位症关系密切。该分型相对比较复杂,是目前最新和全面的一种分型,其接受度还有待未来更多的临床验证。

2020 年,Kobayashi 等在既往分类方法的基础上,又纳入了临床和 MRI 参数,提出了新的简化分型系统,旨在反映症状严重程度与形态学类型、疾病范围的关系。该分型系统中引进的参数包括:①病变位置(内部型或外部型);②病变范围(局灶型或弥漫型);③大小或体积(肌层受累程度小于 1/3、小于 2/3 或大于 2/3);④伴随病变(无、腹膜子宫内膜异位症、巧克力囊肿、深部浸润型子宫内膜异位症、子宫肌瘤、其他);⑤病变部位(前部、后部、左侧部、右侧部、宫底)。

(1)病变位置(内部型或外部型子宫腺肌病):表现为 JZ 均匀或不均匀增厚。内部型子宫腺肌病 JZ 增厚,由内膜基底层侵入肌层所致。外部型子宫腺肌病位于子宫外肌层,可能起源于深部子宫内膜异位症,从子宫外部侵入子宫肌层,一般对 JZ 没有影响。

(2)病变范围(局灶型或弥漫型):弥漫型或局灶型子宫腺肌病累及肌层的范围是分类的要点,与治疗方案的选择密切相关。弥漫型子宫腺肌病分为对称和不对称两类。子宫肌层增厚包括 JZ 和外肌层弥漫对称或不对称增厚。弥漫型腺肌病多见于内部型子宫腺肌病。局灶型子宫腺肌病表现为 JZ 局限性增厚。腺肌瘤为局灶型腺肌病的一种，表现为肌层内信号不均包块，不与 JZ 及浆膜层直接相连。囊性腺肌病特征是以出血为主，并见异位的子宫内膜腺体，出血在 T_1WI 为高信号，在 T_2WI 不同时期出血表现为不同的信号。

（3）病变大小或体积：肌层受累程度 <1/3、>1/3 至 <2/3 或 ≥2/3。

（4）伴随病变（无、腹膜子宫内膜异位症、巧克力囊肿、深部浸润型子宫内膜异位症、子宫肌瘤、其他），子宫腺肌病常合并其他的激素依赖性疾病，如：子宫内膜异位症、子宫平滑肌瘤、子宫内膜增生和子宫内膜息肉等。

（5）病变部位（前部、后部、左侧部、右侧部、宫底）位置，根据腺肌病的解剖位置分为子宫前、后、左侧、右侧及宫底部。

尽管研究者们提出了多种子宫腺肌病的 MRI 分型方法，但都存在一定的局限性，兼具临床指导意义及应用便捷性的 MRI 分型仍亟待研究。

（四）子宫腺肌病的 MRI 技术进展

详见本章第三节诊断新进展。

（五）磁共振的临床应用价值

如前所述，与超声相比，MRI 对于子宫腺肌病在定性及定位检查上更具有优势，图像直观，有多参数、多平面成像的优势，无操作者依赖性；且软组织分辨率高，对于病灶的边界及与周围组织器官的关系显示清晰，能够较为准确分辨子宫内膜和子宫肌层；并且不同的成像序列对比，可以分辨病灶内的病理成分，比如病灶的是否有出血、囊变、恶变等，还可以评价病灶的血供情况。因此，MRI 也可用于各种介入治疗方法的影像学引导。

其中高强度聚集超声（high intensity focused ultrasound，HIFU）是一种新型的无创治疗方法，将超声波自体外聚焦于体内靶区域，使组织温度骤升至 65℃以上产生热效应，导致病变局部组织细胞发生凝固性坏死，以达到不损伤周围组织但破坏病灶的效果。近年来，HIFU 作为一种新兴的无创治疗技术，已用于治疗有症状的子宫腺肌病患者。其安全性和有效性也得到了一定的验证。磁共振成像作为一种非侵袭性影像技术，凭借其极高的软组织分辨率、客观可重复性，以及鉴别诊断的高准确性等优势，也在子宫腺肌病的诊断和治疗中发挥着重要作用。

磁共振引导下高强度聚集超声（magnetic resonance imaging guided focused ultrasound surgery，MRgFUS）是将这两项技术相结合而发展起来的新技术。2004 年，磁共振引导的聚焦超声消融这一方法治疗有症状的子宫肌瘤获得美国食品药品监督管理局的认证，正式应用于临床。磁共振成像由于其良好的软组织分辨能力及精确定位能力，可以更好地优化 HIFU 的治疗流程和治疗效果。MRI 可以用来监控整个治疗过程，包括靶区定位、治疗过程中实时温度范围监测和治疗后疗效评估等。已有研究证实了 MRgFUS 治疗子宫腺肌病的有效性及安全性。

综上所述，MRI 软组织分辨率高，能够多平面、多参数成像，具有直观、无操作者依赖等优势。MRI 现在越来越广泛地应用于子宫腺肌病的诊断。子宫腺肌病在 MRI 上有其特征性的直接征象或间接征象，结合带厚度对子宫腺肌病具有一定的诊断意义。目前尚未有一种全面且简洁的子宫腺肌病 MRI 分型方法，新的分型方法还亟待研究。随着 MRI 成像技术的不断发展和成熟，相信未来将有更多 MRI 序列用于子宫腺肌病诊断，能够更好地无创诊断子宫腺肌病。

（许　泓　孙　峰）

第三节　诊断新进展

一、血清生物标志物辅助诊断子宫腺肌病的新进展

微小 RNA（microRNA，miRNA）是一种大小 19～25 个碱基的内源性非编码单链 RNA，能够调控靶基因转录后表达。miRNA 广泛存在于人体血清及组织中，且具有较高的稳定性，通过多种途径参与疾病的发生、发展过程，探究 miRNA 作为子宫腺肌病的分子诊断标志物成为近些年研究的热点。采用高通量测序技术对 7 例子宫腺肌病患者和 78 例正常对照的血清中的全部 miRNA 进行筛选和实时荧光定量 PCR（quantitative real-time polymerase chain reaction，q-PCR）验证，并分析评价其诊断效能，研究结果显示 miR-22-3p、miR-103a-3p、miR-182-5p 可能作为子宫腺肌病的早期诊断分子标志物，但还需要更多的基础和临床研究进行验证。

质谱（mass spectrometry，MS）在蛋白质组学、代谢组学中的应用有助于分析体内整体分子改变，识别潜在的生物标志物，为子宫腺肌病的研究增加了新的维度。Long XY 等人通过血清蛋白质组学研究发现，与对照组相比，子宫内膜异位症组患者血清差异表达的蛋白有 13 个，子宫腺肌病组患者差异表达的蛋白有 12 个，但是很难用特异性的血清生物标志物区分子宫内膜异位症与子宫腺肌病。研究者利用蛋白质组学技术还发现，与对照组的间质和肌层细胞相比，子宫腺肌病患者的间质细胞和肌层细胞具有明显的蛋白质组学特征。

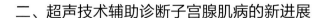

二、超声技术辅助诊断子宫腺肌病的新进展

经阴道三维超声成像（three-dimensional transvaginal sonography，3D-TVS）比传统二维超声（two-dimensional ultrasonography，2D-US）成像更清晰、立体，可以更好地描述子宫病变的形态，并能准确地评估子宫内膜 - 肌层结合带的解剖结构。三维超声成像（three-dimensional ultrasound imaging，3D-US）具有较短的采集时间，该方法单独使用时，灵敏度为 65%～98%，特异度为 86%～97%。也有研究显示，3D-TVS 在诊断子宫腺肌病方面比 B 超准确性更高，尤其是对于处于疾病早期阶段和难以进行组织学诊断的年轻患者。

三维彩色多普勒超声成像（3D-CDU）可进行多切面、多角度观察，其分辨率高、成像清晰，具有强大的后处理技术，能够清晰展示病灶内部、外部结构的同时，还能够通过血流显现立体、动态地观察病灶及周围组织的血流参数特征，提供更多有价值的参考信息。3D-CDU 显示子宫肌瘤及子宫腺肌病的血流阻抗参数（PI、RI、Vmax）在子宫病变内及周围动脉具有显著性差异，有助于对两种疾病的鉴别。

超声弹性成像（ultrasonic elastography，UE）是通过对组织施加一个外部或内部静态 / 动态的压力，结合数字信号处理或数字图像处理技术，利用超声成像方法将组织内部位移、应变、速度等参数的相应变化转化为实时彩色图像，进而获得组织的弹性诊断信息。目前，UE 主要包括剪切波弹性成像（shear wave elastography，SWE）和应变弹性成像（strain elastography，SE）两种技术，这两种技术应用不同的方法检测组织硬度，各有优缺点又互为补充，可用于子宫腺肌病的诊断和鉴别诊断。

超声造影（CEUS）是通过静脉注射超声造影剂后，可视化病变组织的微观血管结构和血流模式。超声造影成像子宫异常的微血管系统不仅有助于区分子宫的良、恶性疾病，在诊断子宫腺肌病方面展示出潜在的应用价值。

超声宫腔造影（SHG）是基于子宫腺肌病患者肌层中内膜腺体与内膜基底层有连续关系的病理基础而开发的一种介入性超声检查技术，该技术可以很好地区分子宫肌层和内膜病变。其原理是将造影剂注入宫腔后迅速产生大量气泡导致宫腔内压力瞬时增大，促使气泡通过宫腔与病灶之间的通道弥散至肌层病灶区，来形成与子宫腺肌病相符的特征性声像图像，即：可见从子宫内膜腔延伸至子宫肌层的裂缝，这一特征与子宫输卵管造影（hysterosalpingography，HSG）所描述的"火焰状"或"棒棒糖"憩室相对应。

生理盐水灌注宫腔声学造影（saline infusionsonohysterography，SIS）技术开发的病理基础与 SHG 相同，它结合 HSG 和 TVS 两者的功能，既可以精确定位子宫内膜囊性变化，也可以显示输卵管通畅性，其具体操作是通过导管将生理盐水注入子宫腔进行膨宫，并同时进行盆腔超声成像。由于该技术可以通过充分扩张子宫内膜腔来评估单层子宫内膜，既能更好地区分局灶型和弥漫型病变，又克服了单独使用 TVS 难以区分子宫肌层或子宫内膜下病变与子宫内膜病变的缺点，使得该技术也可应用于子宫腺肌病的诊断及鉴别。在 SIS 检查时，生理盐水作为膨宫介质，子宫腺肌病的诊断特征表现为自内膜延伸至肌层的无回声裂缝。

三、MRI 技术辅助诊断子宫腺肌病的新进展

磁敏感加权成像（susceptibility weighted imaging，SWI）是一种利用组织磁敏感性不同而成像的技术，相位信息可以增加局部组织对比。在 SWI 中，含铁血黄素或脱氧血红蛋白引起的局部磁场不均匀，产生的磁化率效应被视为信号空洞。SWI 可以通过显示包囊壁含铁血黄素沉积来帮助诊断卵巢外子宫内膜异位症和子宫腺肌病。

弥散加权成像（DWI）是基于检测人体组织水分子的扩散运动状态进行成像，可以反映机体在生理病理状态的组织微观结构信息。磁共振扩散张量成像技术（DTI）是扩散成像的高级形式，可通过测量至少 6 个独立方向上的表观扩散系数（ADC）来定量评价扩散方向的各向异性。人体内病变组织和周围组织中的水分子可以在三维空间上呈现不同的扩散特征，这种差异性扩散特征，可以显示出病变区域。所以，借助不同病理生理状态下的子宫肌层的扩散系数的差异，可以对子宫腺肌病、子宫肌瘤、子宫肉瘤及子宫内膜癌等疾病的鉴别诊断。

电影磁共振成像技术（cine-MRI）是一种观察盆腔器官运动及功能的动态成像方式，可以动态显示子宫三层结构（子宫内膜、结合带、子宫肌层）以及子宫收缩造成的子宫形态和信号强度的改变，还能清楚地显示内膜精细地蠕动和蠕动波向外层肌层的传播，从而反映出子宫功能的改变。cine-MRI 可以观察到子宫腺肌病患者内膜蠕动次数减少、蠕动强度减弱的表现，如果合并宫腔粘连还可能改变内膜的蠕动方向，甚至导致不孕。

动态增强磁共振成像（dynamic contrast-enhanced MRI，DCE-MRI）指注入造影剂后，同时运用快速成像序列进行图像数据采集，最后将动态增强数据转换为浓度值，计算出定量参数，其信号强度可以反映局部病灶的血流情况，可以较准确地反映病灶的血供情况。DCE-MRI 可以较为直观地反映出子宫腺肌病病灶的血供情况，还可以监测不同治疗方法的疗效，对手术切除病灶提供较为直观的术前评估。

氢 -1 磁共振波谱法（¹H nuclear magnetic resonance spectroscopy，¹H-NMR）是一种将分子中氢 -1 的磁共振效应体现于磁共振波谱法中的技术，可用来确定分子结构。一项基于 ¹H-NMR 的代谢组学研究评估子宫腺肌病与对照组患者的血清代谢谱发现，子宫腺肌病患者具有特定的代谢组学特征，即：与对照组相比，子宫腺肌病的患者血清中的代谢物 3- 羟基丁酸、谷氨酸和丝氨酸代谢物的浓度明显较低，而代谢物脯氨酸、胆碱、柠檬酸、2- 羟基丁酸和肌酐的浓度较高。迄今为止，将组学方法应用于子宫腺肌病的诊断或者鉴别的研究还比较少，故其分子诊断的价值仍需要更多研究进行验证。

四、机器学习在子宫腺肌病诊断中的应用

机器学习是一种多学科交叉下产生的人工智能学科。在大数据时代，从数据挖掘的角度出发，应用机器学习方法挖掘子宫腺肌病相关数据、构建诊断及预测模型具有可行性和广阔的应用前景。Liu D 等通过转录组测序数据的生物信息分析和机器学习筛选出四个潜在子宫腺肌病的诊断性生物标志物，包括：STEAP1、TOMM20、GLT8D2 和 NME5。现阶段，机器学习模型用于子宫腺肌病辅助诊断尚处于研究阶段，并不能替代临床医师诊断；在未来，应用机器学习来提升判断疾病易感性和准确性的能力，对子宫腺肌病患者进行早期诊断和预防性治疗、阻止疾病进展、减轻不良并发症具有重大意义。

（许　泓　孙　峰）

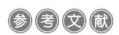

1. TAKAHASHI K，KIJIMA S，YOSHINO K，et al. Differential diagnosis between leiomyomata uteri and adenomyosis using CA 125 as a new tumor marker of ovarian carcinoma. Nihon Sanka Fujinka Gakkai Zasshi，1985，37（4）：591-595.

2. 马俊勤. 四种肿瘤标志物诊断盆腔包块的临床应用价值. 安徽医药，2007（01）：56-57.

3. SHETH S S，RAY S S. Severe adenomyosis and CA125. J Obstet Gynaecol，2014，34（1）：79-81.

4. ITAGAKI H，NISHIDA M，KODAIRA Y，et al. Relationship between the serum cancer antigen 125 level and the weight of surgically enucleated adenomyosis. J Obstet Gynaecol，2022，42（6）：2064-2068.

5. 孟萍. 血清 CA125 及 HE4 诊断子宫腺肌病和子宫肌瘤的临床价值. 实用妇科内分泌电子杂志，2019，6（23）：131.

6. SOMIGLIANA E，VIGANÒ P，TIRELLI A S，et al. Use of the concomitant serum dosage of CA 125，CA 19-9 and interleukin-6 to detect the presence of endometriosis. Results

from a series of reproductive age women undergoing laparoscopic surgery for benign gynaecological conditions. Hum Reprod，2004，19（8）：1871-1876.

7. LIU F，LIU L，ZHENG J. Expression of annexin A2 in adenomyosis and dysmenorrhea. Arch Gynecol Obstet，2019，300（3）：711-716.

8. STREULI I，SANTULLI P，CHOUZENOUX S，et al. Serum Osteopontin Levels Are Decreased in Focal Adenomyosis. Reprod Sci，2017，24（5）：773-782.

9. LONG X，JIANG P，ZHOU L，et al. Evaluation of novel serum biomarkers and the proteomic differences of endometriosis and adenomyosis using MALDI-TOF-MS. Arch Gynecol Obstet，2013，288（1）：201-205.

10. CHEN D，ZHOU L，QIAO H，et al. Comparative proteomics identify HSP90A，STIP1 and TAGLN-2 in serum extracellular vesicles as potential circulating biomarkers for human adenomyosis. Exp Ther Med，2022，23（6）：374.

11. 中国医师协会妇产科医师分会子宫内膜异位症专业委员会. 子宫腺肌病诊治中国专家共识. 中华妇产科杂志，2020，55（6）：376-383.

12. 陶国伟，王芳，董向毅，等. 子宫腺肌病的超声与 MRI 诊断及进展. 山东大学学报（医学版），2022，60（7）：56-65.

13. VAN DEN BOSCH T，DE BRUIJN A M，DE LEEUW R A，et al. Sonographic classification and reporting system for diagnosing adenomyosis. Ultrasound Obstet Gynecol，2019，53（5）：576-582.

14. BAZOT M，DARAÏ E. Role of transvaginal sonography and magnetic resonance imaging in the diagnosis of uterine adenomyosis. Fertil Steril，2018，109（3）：389-397.

15. CHAPRON C，VANNUCCINI S，SANTULLI P，et al. Diagnosing adenomyosis: an integrated clinical and imaging approach. Hum Reprod Update，2020，26：392-411.

16. TELLUM T，NYGAARD S. Lieng M Noninvasive Diagnosis of Adenomyosis: A Structured Review and Meta-analysis of Diagnostic Accuracy in Imaging. J Minim Invasive Gynecol，2020，27：408-418.

17. AGOSTINHO L，CRUZ R，OSÓRIO F，et al. MRI for adenomyosis: a pictorial review. Insights Imaging，2017，8：549-556.

18. NOVELLAS S，CHASSANG M，DELOTTE J，et al. MRI characteristics of the uterine junctional zone: from normal to the diagnosis of adenomyosis. AJR Am J Roentgenol，2011，196：1206-1213.

19. CHAMPANERIA R，ABEDIN P，DANIELS J，et al. Ultrasound scan and magnetic resonance imaging for the diagnosis of adenomyosis: systematic review comparing test accuracy. Acta Obstet Gynecol Scand，2010，89：1374-1384.

20. BOURDON M, OLIVEIRA J, MARCELLIN L, et al. Adenomyosis of the inner and outer myometrium are associated with different clinical profiles. Hum Reprod, 2021, 36: 349-357.

21. KOBAYASHI H, MATSUBARA S A. Classification proposal for adenomyosis based on magnetic resonance imaging. Gynecol Obstet Invest, 2020, 85: 118-126.

22. YAJIMA R, KIDO A, KURATA Y, et al. Diffusion-weighted imaging of uterine adenomyosis: Correlation with clinical backgrounds and comparison with malignant uterine tumors. J Obstet Gynaecol Res, 2021, 47: 949-960.

23. ZHANG L, RAO F, SETZEN R. High intensity focused ultrasound for the treatment of adenomyosis: selection criteria, efficacy, safety and fertility. Acta Obstet Gynecol Scand, 2017, 96: 707-714.

24. LU T X, ROTHENBERG M E. MicroRNA. J Allergy Clin Immunol, 2018, 141(4): 1202-1207.

25. 徐爱云, 桂涛, 黄美华, 等. 血清microRNAs作为生物标志物用于子宫腺肌病分子诊断中的可行性. 中国医药导报, 2018, 15(14): 8-11.

26. TELLUM T, NYGAARD S, LIENG M. Noninvasive diagnosis of adenomyosis: a structured review and meta-analysis of diagnostic accuracy in imaging. J Minim Invasive Gynecol, 2020, 27(2): 408-418.

27. SONG F, ZHAN H, LIANG Y, et al. Corrigendum to "Cardiac rehabilitation improved oxygen uptake measured by cardiopulmonary exercise test in patients after aortic valve surgery". Rev Cardiovasc Med, 2019, 20(2): 109.

28. 易凌云. 三维彩色多普勒超声在子宫肌瘤与子宫腺肌症鉴别诊断中应用探析. 江西医药, 2022, 57(8): 989-991.

29. CUI X W, LI K N, YI A J, et al. Ultrasound elastography. Endosc Ultrasound, 2022, 11(4): 252-274.

30. LIU X, DING D, REN Y, et al. Transvaginal elastosonography as an imaging technique for diagnosing adenomyosis. Reprod Sci, 2018, 25(4): 498-514.

31. TESTA A C, FERRANDINA G, FRUSCELLA E, et al. The use of contrasted transvaginal sonography in the diagnosis of gynecologic diseases: a preliminary study. J Ultrasound Med, 2005, 24(9): 1267-1278.

32. STOELINGA B, JUFFERMANS L, DOOPER A, et al. Contrast-enhanced ultrasound imaging of uterine disorders: a systematic review. Ultrason Imaging, 2021, 43(5): 239-252.

33. XU C, TANG Y, ZHAO Y, et al. Use of contrast-enhanced ultrasound in evaluating the efficacy and application value of microwave ablation for adenomyosis. J Cancer Res Ther, 2020, 16(2): 365-371.

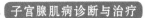

34. BOURDON M, SANTULLI P, KATEB F, et al. Adenomyosis is associated with specific proton nuclear magnetic resonance（^{1}H-NMR）serum metabolic profiles. Fertil Steril, 2021, 116（1）: 243-254.

35. LIU D, YIN X, GUAN X, et al. Bioinformatic analysis and machine learning to identify the diagnostic biomarkers and immune infiltration in adenomyosis. Front Genet, 2022, 13: 1082709.

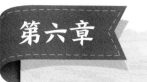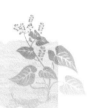

子宫腺肌病的分型

第六章

子宫腺肌病的分型是疾病异质性的表现，然而目前现有的子宫腺肌病的分型尚不能与其临床特征、治疗方法和预后之间进行一一对应的关联。因此，子宫腺肌病的分型策略在不断地完善中。目前常用的子宫腺肌病的分型一般根据子宫腺肌病的发病机制、组织病理学特点和影像学特点进行分型。

一、基于发病机制的子宫腺肌病分型

Sampson 根据子宫腺肌病发病的不同机制将子宫腺肌病分为 3 型，包括子宫内的侵袭、子宫外的侵袭和子宫内膜组织在子宫壁内的错位生长。这种分型方式可以部分解释患者临床症状的产生机制，对于子宫腺肌病疾病的预防策略制定具有一定的指导意义。但是对于疾病治疗方案的确定并无多少可以借鉴的临床意义，因此多应用于子宫腺肌病的基础和临床研究中。也许子宫腺肌病的发病本身就是由于多种不同机制共同作用而引起的，这也是子宫腺肌病表现出疾病异质性的原因之一。随着对子宫腺肌病研究的不断深入，越来越多研究证据的获得，终将进一步解释子宫腺肌病的发生过程，也使人们对于子宫腺肌病分型的策略越来越完善。

二、基于组织病理学的子宫腺肌病的分型

除了根据子宫腺肌病疾病的发病机制不同进行分类，有不少学者还根据子宫腺肌病的组织病理学进行分型，主要是通过肌层浸润深度及病灶分布特点进行分型。

早在 1972 年，Bird 等对子宫腺肌病患者行子宫切除术后的组织学标本进行测量，根据子宫肌层侵犯深度进行分型。根据子宫腺肌病从宫腔浸润肌层的深度，分为内 1/3（浅表子宫腺肌病），内 2/3 和侵犯子宫肌层全层（深部子宫腺肌病）。在此基础上，2000 年，Levgur 等对子宫腺肌病提出了相似的分型方法，将侵犯肌层深度 <40% 定义为浅表子宫腺肌病，侵犯深度 40%～80% 定义为中间型子宫腺肌病，侵犯深度 >80% 定义为深部子宫腺肌病。但是这两

种分型方法均是基于子宫内侵袭的疾病发生假说来进行的，不能很好地体现子宫外的侵袭和子宫内膜组织在子宫壁内的错位生长的病灶来源。因此，到2002年，Sammour等在前两种分型方法的基础上，结合不同的子宫腺肌病发病机制，提出根据病灶浸润比率，即浸润深度/肌层厚度来进行子宫腺肌病的分型，分别为<25%，25%～50%，50%～75%和>75%，并认为病灶浸润比值代表了疾病的严重程度。

除了根据病灶侵犯肌层的深度，还有学者提出根据病灶的特点进行分型。2014年Pistofidis等根据腹腔镜和组织学表现确定了4种子宫腺肌病类型：弥漫型、硬化型、结节型和囊型。并认为患者的异常出血症状更多的是与弥漫型相关。同年，Grimbizis等根据临床组织学及浸润深度对疾病进行了分型：①弥漫型：其以子宫内膜样组织广泛分布于子宫肌层为特征；②局灶型：分别为以坚实而局限于子宫肌层的病灶为特征的腺肌瘤和以囊性结构为主的囊性子宫腺肌病；其中小于30岁的年轻女性，囊性病灶范围大于1cm，且明显独立于子宫内膜时，称为幼年囊性子宫腺肌病；③息肉样腺肌瘤：典型的息肉样腺肌瘤无细胞和结构的异质性，非典型的息肉样腺肌瘤较为罕见，伴有鳞状化生的细胞平滑肌间质；④其他特殊类型子宫腺肌病，如子宫颈内子宫腺肌瘤和腹膜后子宫腺肌病等。

Vercellini等则将肌层浸润深度和病灶分布特点结合起来进行分型，提出3个不同的参数，即浸润深度、扩散程度和分布对子宫腺肌病进行分型。以病灶浸润大于子宫内膜交界处2.5mm为基础，按照浸润深度进行划分，小于1/3为轻度；1/3～2/3为中度；大于2/3为重度；扩散程度则是通过镜下病灶中子宫内膜岛的个数来衡量，1～3个病岛为一级病变；4～10个为二级病变；大于10个病岛为三级病变；病灶分布则分为弥漫型和局灶型（结节型）。

组织病理学分型方法基于手术后对切除子宫标本的病理组织学检查，只能在手术后进行分型，只是根据病灶的浸润和分布情况进行了客观描述，仅可以提示病变的范围和累及程度，与疾病的来源、临床特征、治疗及预后无明显相关性。因此，该分型方法的临床应用意义较小。

三、基于影像学的子宫腺肌病分型

为了对子宫腺肌病的患者进行分层治疗，需要在手术前对患者进行无创的精准评估。随着影像学技术的发展与应用，在没有手术干预的情况下对子宫腺肌病进行诊断及分型，越来越被广大医生和患者所接受。现在最常用的是经阴道超声（transvaginal sonography，TVS）和磁共振成像（MRI）检查分型。

（一）经阴道超声的子宫腺肌病的分型

临床上关于子宫腺肌病的超声分型研究较少。Lazzeri 等根据超声声像图特征，将子宫腺肌病分为弥漫型和局灶型，局灶型腺肌病包括子宫腺肌瘤和子宫囊性腺肌病。将病灶广泛且周围几乎未见正常肌层者考虑为弥漫型子宫腺肌病；如果病灶周围有正常肌层的包裹但是没有肌层的增生则认为是局灶型子宫腺肌病，也是最容易漏诊的子宫腺肌病；子宫腺肌瘤患者病灶周围表现为增生的子宫肌层包裹而影像学上表现为病灶无包膜，边界不清，内部呈稍强回声，后方无衰减；且合并有的血供从增生的肌层进入病灶部分，与子宫肌瘤的环状包膜血流不同。另外有一种特殊类型的子宫腺肌病：子宫囊性腺肌病临床上较为少见，超声检查提示子宫肌壁间或黏膜下低回声光团，其内包含黏稠液体形成不规则液性暗区。Exacoustos 等则在上述分型的基础上结合了患者病灶的来源，将子宫腺肌病分为弥漫内生型、弥漫外生型、局灶内生型、局灶外生型和子宫腺肌瘤。研究发现，超声诊断为弥漫型子宫腺肌病的女性比患有局灶型病变的女性年龄更大，且弥漫型子宫腺肌病往往与子宫内膜病变相关，临床表现为异常子宫出血，患者月经量增加，进而导致失血性贫血。局灶型腺肌病患者常发生不孕，并且位于子宫内膜 - 肌层交界区的病灶导致的流产率高于弥漫型病变。外肌层局灶型子宫腺肌病与原发性不孕的存在显著相关。而且研究认为内肌层弥漫型子宫腺肌病虽然可以引起严重的贫血，却往往与原发或继发性不孕无关。

Van den Bosch 等则在经阴道超声的基础上提出了一种新的子宫腺肌病的分型方法，将子宫分为三层，子宫结合带、中间层和外肌层。子宫腺肌病在超声影像中可能累及子宫三层中的一层或多层。如果只有子宫结合带受累为 1 型，中间肌层受累为 2 型，外肌层受累为 3 型。此外，可根据病变程度按受累肌层的百分比分类：< 25% 为轻度，25%～50% 为中度，> 50% 为重度。根据这种分型方式可以将子宫腺肌病病灶的分布特点和严重程度进行分别表示。

一些前瞻性研究证明，超声诊断对于子宫腺肌病的灵敏度为 65%～79%，特异度为 77%～85%。超声诊断基础上疾病的分型有助于评估病灶累及子宫的范围和部位，可用于术前手术方案的设计和评估，而且该检查方式简单便捷，经济无创，适宜基层医院开展。超声诊断的准确性与诊断医师的经验及技术关系较大，超声分型对诊断医师的要求更高，在不同诊断医师间的重复性相对较低，而且子宫腺肌病患者病灶累及子宫的部位和范围与疾病的严重程度并无明显相关性。因此，超声分型也未能与子宫腺肌病的临床特征及严重程度相关联。近年来，越来越多与超声相关的子宫腺肌病的诊断分型方式在临床上进行试验开展，包括子宫超声造影、子宫超声弹性成像检查等，但是

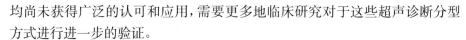

均尚未获得广泛的认可和应用，需要更多地临床研究对于这些超声诊断分型方式进行进一步的验证。

（二）经磁共振的子宫腺肌病分型

子宫腺肌病的 MRI 分型主要根据病灶特点及病灶分布进行分型。2014年，Pistofidis 等根据 MRI 中子宫肌层的不同表现，将子宫腺肌病分为弥漫型、局灶型和罕见的囊性腺肌瘤型，该分型方法与超声分型类似。但是这种分型方式与疾病的发病机制无直接的关联，不能体现临床诊断治疗的价值。因此，Bazot 团队先后在上述分型的基础上提出了新的分型方法。

2018 年，Bazot 等人通过 MRI 中子宫腺肌病病灶的特点、分布情况，以及结合带厚度、占肌层的比例描述了三种类型的子宫腺肌病：①内部型子宫腺肌病，包括三种亚型：局灶型腺肌病、浅表型腺肌病和弥漫型腺肌病；②腺肌瘤，包括四种亚型：壁内实体性腺肌瘤、壁内囊性腺肌瘤、黏膜下腺肌瘤和浆膜下腺肌瘤；③外部型子宫腺肌病，位于子宫前壁和后壁的肌层下肿块，且往往伴有深部子宫内膜异位症。Chapron 等则在此基础上定义了两种主要的子宫腺肌病亚型：内肌层弥漫型子宫腺肌病和外肌层局灶型子宫腺肌病，并且同一患者也可以同时表现出上述两种子宫腺肌病表型。

上述两种分型方法将子宫腺肌病的影像学表现和发病机制进行了关联，但是相对分型较复杂，临床应用仍然有限。目前临床上应用最广泛的还是 Kishi 团队提出的子宫腺肌病分型方法，该分型方法根据病灶与子宫内膜及浆膜的位置关系将其分为 4 种亚型，Ⅰ型内部型（intrinsic）、Ⅱ型外部型（extrinsic）、Ⅲ型中间型（intramural），以及Ⅳ型其他类型。根据这种分型方法，文献报道Ⅰ型与Ⅱ型分别占 30%～40%，Ⅲ型与Ⅳ型分别占 10%～20%。与其他的分型方法相比较，这种 MRI 分型方法不但更为全面、合理，而且可以与子宫腺肌病的来源和发病机制很好地结合起来。

除了无创成像外，Gordts 等还概述了宫腔镜检查在子宫腺肌病诊断中的优势，即可以直观地评估子宫的完整性，获得子宫内膜下组织样本，对子宫腺肌病进行分类，并评估特定亚型对生殖的影响，认为宫腔镜检查有助于影像学分类还需要进一步研究。

总之，基于影像学的分型方法可以更好地提示病变的范围和累及程度、临床特征，且影像学检测具有无创、可重复性的特点，对子宫腺肌病的治疗方式更具有指导意义，且可以更好地用于子宫腺肌病治疗后的随访。将子宫腺肌病特定的亚型与疼痛、出血和不孕的程度相关联仍是一个持续的挑战，目前还没有普遍接受的通用分类标准，需要进一步的临床研究对现有的分型方式进行验证和改进。

四、子宫腺肌病分型的临床应用

子宫腺肌病分型的主要目的是为了指导临床治疗。以 Kishi 提出的 MRI 分型方法为例来讨论子宫腺肌病分型的临床应用。已有多项研究证实,同时结合子宫腺肌病的来源和发病机制,该分型方法与子宫腺肌病的临床特征之间有相关性。因此,子宫腺肌病的分型是进行临床治疗的决策依据之一。

1. Ⅰ型子宫腺肌病 该型患者通常年龄较大(>40 周岁),且有多次子宫手术或宫腔操作史。从临床特征而言,这种类型的子宫腺肌病更容易出现异常子宫出血,甚至出现严重的贫血症状,而且病灶多位于子宫前壁肌层。虽然该型子宫腺肌病往往引起子宫的异常出血,但是研究发现它与原发性不孕或继发性不孕之间并不存在相关性。在治疗上,由于该型子宫腺肌病患者往往年龄较大,已无生育要求,如果合并严重贫血时可以考虑行子宫切除手术。全子宫切除是目前唯一能治愈子宫腺肌病的方法,但是子宫切除术后患者失去生育功能,另外可能引起卵巢早衰,致使患者的围绝经期症状提前,增加动脉粥样硬化、冠心病、阴道脱垂等疾病的发生概率,影响身心健康和生活质量,部分患者无法接受,尤其是年轻且仍有生育要求的患者。对于有强烈的保留子宫意愿且子宫宫腔深度≤8cm 的患者,也可以考虑放置左炔诺孕酮宫内缓释节育系统(levonorgestrel releasing intrauterine system,LNG-IUS),或在子宫内膜切除手术的基础上放置左炔诺孕酮宫内缓释节育系统。但左炔诺孕酮宫内缓释节育系统放置往往伴有淋漓出血及闭经等月经模式的改变,部分患者难以接受。

2. Ⅱ型子宫腺肌病 该型患者多较年轻,且往往伴有严重的痛经症状,但是较少出现异常子宫出血等症状。其病灶多位于子宫后壁,可以合并严重的盆腔粘连。研究认为该型子宫腺肌病往往与盆腔内子宫内膜异位症有很强的相关性,常伴有深部浸润型子宫内膜异位症(DIE)。研究证实直肠表面的深部子宫内膜异位症病灶在"Ⅱ型子宫腺肌病"患者中更为常见(72.5%),而在"Ⅰ型"患者中较罕见(8.5%),由此提示子宫腺肌病的特定亚型(Ⅱ型)和 DIE 结节可能具有共同的表观遗传学发病机制。研究认为Ⅱ型的子宫腺肌病患者往往合并有不孕。对于有生育要求或合并不孕的Ⅱ型子宫腺肌病的患者,在治疗策略的选择上首先建议药物控制缩小子宫的基础上进行辅助生育治疗,包括皮下注射促性腺激素释放激素拮抗剂(GnRH-a)、高效孕激素等。在药物治疗效果不佳的情况下,保守的手术治疗也是该型子宫腺肌病治疗的选择之一。由于Ⅱ型子宫腺肌病患者病灶范围局限,可以考虑行子宫腺肌病病灶的切除手术。而对于无生育要求的Ⅱ型子宫腺肌病患者,除了手术子宫切除以外,包括药物保守治疗在内的各种保守治疗方案也都是可以考虑的治疗方案。除了使用 GnRH-a 缩小子宫以外,高效孕激素和 LNG-IUS 也是选择之一。除了上述治疗方案以外,对于无生育要求的Ⅱ型子宫腺肌病患者,还有一些非病灶切除技术的保守治疗方案可供选择。有报道的术式有腹腔镜下电凝子宫肌体、腹腔镜下子宫动脉结扎术,宫腔镜下的非切除技术(子宫内膜消融术、子宫内膜切除术),超声消融(ultrasound ablation,UA)、超声引导下对囊性子宫腺肌病进行酒精灌注治疗、对弥漫型子宫腺肌病局灶进行射频消融、微波子宫内膜消融和球囊热消融等。同时也有学者将切除技术与非切除技术相结合,在行子宫动脉闭塞后进行腹腔镜下弥漫型子宫腺肌病切除术。研究发现在疾病分型的指导下,保留子宫的手术治疗及其衍生方式的确具有可行性和有效性。

3. Ⅲ型子宫腺肌病　该型患者往往表现为痛经,并与不孕有一定的相关性。针对这种类型的子宫腺肌病,如果患者合并有明显的痛经或不孕症状,手术切除是首选的治疗方式。当然包括聚焦超声消融在内的介入治疗的方法也适用于该型子宫腺肌病,但介入治疗有导致卵巢功能下降的风险,也可能增加流产、产后出血等不良妊娠结局的风险,甚至引起妊娠后的子宫破裂。因此,对于有生育要求的患者,不建议使用。

4. Ⅳ型子宫腺肌病　该型患者的病灶形成原因复杂,单一治疗方式可能难以缓解临床症状,需要根据症状的严重程度和患者的生育需求进行个体化治疗。

总之,既往子宫腺肌病的治疗与管理主要基于医生的临床经验,治疗方案可能因医生而异,主要原因可能是由于医生对于这种疾病的异质性认识不足或缺乏对疾病的正确评估。因此,通过子宫腺肌病的分型明确疾病发生的原因和临床特点,有助于促进个体化的治疗方案的形成。从临床的角度来看对子宫腺肌病进行科学的分型,不仅是为了提高临床诊断的准确性,更是为了提高子宫腺肌病对不同治疗方案的反应和预后的预测,提高临床诊疗的精准性。同时,对发病机制而言,明确子宫腺肌病的分类,也能够更好地探索其发病机制,并进一步寻找子宫腺肌病的预防方式。

(许　泓　张　晶)

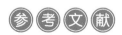

1. 韩肖彤,郭红燕. 子宫腺肌病的分型与异质性的研究进展. 实用妇产科进展,2021,37(12):910-913.

2. LI J,YANYAN M,MU L,et al. The expression of Bcl-2 in adenomyosis and its effect

on proliferation，migration，and apoptosis of endometrial stromal cells. Pathol Res Pract，2019，215（08）：152477．

3. ZHAI J，VANNUCCINI S，PETRAGLIA F，et al. Adenomyosis: Mechanisms and Pathogenesis. Semin Reprod Med，2020，38（2/03）：129-143.

4. GOTTE M，WOLF M，STAEBLER A，et al. Increased expression of the adult stem cell marker Musashi-1 in endometriosis and endometrial carcinoma. J Pathol，2008，215（3）：317-329.

5. HARMSEN M J，WONG C F C，MIJATOVIC V，et al. Role of angiogenesis in adenomyosis-associated abnormal uterine bleeding and subfertility：a systematic review. Hum Reprod Update，2019，25（5）：647-671.

6. CHAPRON C，TOSTI C，MARCELLIN L，et al. Relationshipbetween the magnetie resonance imaging appearance of adenomyosis and endometriosis phenotypes. Hum Reprod，2017，32（7）：1393-1401.

7. LAZZERI L，MOROSETTI G，CENTINI G，et al. A sonographic classification of adenomyosis: interobserver reproducibility in the evaluation of type and degree of the myometrial involvement. Fertil Steril，2018，110（6）：1154-1161.

8. 李东林，梁文通. 子宫腺肌病的特殊类型及恶变的诊治. 中国实用妇科与产科杂志，2017，33（2）：160 -163.

9. EXACOUSTOS C，MOROSETTI G，CONWAY F，et al. New Sonographic Classification of Adenomyosis：Do Type and Degree of Adenomyosis Correlate to Severity of Symptoms？ J Minim Invasive Gynecol，2020，21（6）：1308-1315.

10. GRAZIANO A，LO MONTE G，PIVA I，et al. Diagnostic findings in adenomyosis：a pictorial review on the major concerns. Eur Rev Med Pharmacol Sci，2015，19（4）：1146-1154.

11. BAZOT M，DARAI E. Role of transvaginal sonography and magnetic resonance imaging in the diagnosis of utedne adenomyosis. Fertil Steril，2018，109（3）：389-397.

12. CHAPRON C，VANNUCCINI S，SANTULLI P，et al. Diagnosing adenomyosis：an integrated clinical and imaging approach. Hum Reprod Update，2020，26（3）：392-411.

13. GOLDTS S，GRIMBIZIS G，CAMPO R. symptoms and classification of uterine adenomyosis，including the place of hystemscopy in diagnosis. Fertil Steril，2018，109（3）：380-388.

14. MATSLLBM S，KAWAGUCHI R，AKITLJSHJ M，et al. subtype I（intrisic）adenomyosis is an independent risk factor for dienogest-related serious unpredictable bleeding in patients with symptomatic adenomyosis. Sci Rep，2019，9（1）：17654.

15. 张信美，许泓，黄秀峰，等. 左炔诺孕酮宫内缓释系统治疗子宫腺肌病的长期疗效观察. 中华妇产科杂志，2009，44（9）：694-696.

16. EXACOUSTOS C，ZUPI E. A new era in diagnosing adenomyosis is coming. Fenil Steril，2018，110（5）：858.

17. GR IMBIZIS G F，MIKOS T'TARLATZIS B. Uterus-sparing operative treatment for adenomyosis. Fertil Steril，2014，101（2）：472-487.

18. OSADA H，SILBER S，KAKINUMA T，et al. Surgical procedure to conserve the uterus for future pregnancy in patients suffering from massive adenomyosis. Reprod Biomed Online，2011，22（1）：94-99.

19. 王智彪，郎景和. 高强度聚焦超声消融与子宫腺肌病. 中华妇产科杂志，2016，51（9）：708-709.

20. 冯玉洁，陈锦云，胡亮，等. HIFU 消融治疗弥漫型和局限型子宫腺肌病的近远期疗效. 中国介入影像与治疗学，2017，14（1）：22-26.

21. 中国医师协会妇产科医师分会. 中华医学会妇产科学分会子宫内膜异位症协作组. 子宫内膜异位症诊治指南（第三版）. 中华妇产科杂志，2021，56（12）：812-824.

22. KOBAYASHI H，MATSUBAM S. A classification proposal for adenomyosis based on magnetic resonance imaging. Gynecol Obstet Investigation，2020，85（2）：1-9.

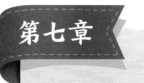 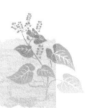

第七章 子宫腺肌病的治疗

第一节　西药治疗

　　子宫腺肌病的病因不清，病理生理机制不明，治疗手段有限。除子宫切除术外，保守性治疗的效果还不能令人满意，也存在诸多争议。子宫腺肌病的治疗应根据患者的年龄、生育要求、卵巢储备功能、以及疾病的严重程度采取个体化治疗，缓解疼痛、减少出血和促进生育是子宫腺肌病的主要治疗目标。随着对子宫腺肌病进展的了解，逐渐认为子宫腺肌病也是一种需要长期管理的疾病。对于想要保持或优化生育能力的年轻子宫腺肌病患者来说，非手术的各种药物治疗方法及临床应用备受重视，在该疾病长期管理中占有重要地位。

　　子宫腺肌病目前无根治性的有效药物，也尚无相关指南推荐单一某种药物治疗方案及标准化治疗模式。子宫腺肌病与子宫内膜异位症同源，都是性激素依赖性疾病，目前子宫腺肌病的药物治疗仍采用与子宫内膜异位症治疗类似的药物。在临床实践中个体化的药物治疗可以很好地控制子宫腺肌病导致的月经过多、月经失调和痛经等症状，但在绝经前若停药症状易复发，因此需要长期使用。药物治疗前应当充分知情告知。

一、非甾体类抗炎药

　　非甾体类抗炎药（non-steroidal anti-inflammatories，NSAID）是环氧合酶抑制剂，其作用机制：抑制前列腺素的合成；抑制淋巴细胞活性和活化的 T 淋巴细胞的分化，减少对传入神经末梢的刺激；直接作用于伤害性感受器，以及阻止致痛物质的形成和释放。NSAID 是临床常用的治疗子宫腺肌病轻、中度痛经的有效药物。NSAID 可应用于各个年龄阶段的痛经患者，尤其对青少年痛经可作为首选治疗药物，但 NSAID 不能阻止子宫腺肌病的疾病进展。NSAID 也可以减少月经出血量，疗效优于安慰剂，但与其他激素类药物相比疗效欠佳。目前临床上常用的 NSAID 有水杨酸类、丙酸类、吲哚类和灭酸类四类，安全性及有效性经相关系统回顾研究证实无明显差异。对于部分使用

NSAID 治疗痛经无效的子宫腺肌病患者,与复方口服避孕药或孕激素联合应用,可以增加疗效。NSAID 根据需要应用间隔时间不少于 6 小时。NSAID 的不良反应主要为胃肠道反应,偶有肝、肾功能异常,长期应用要警惕发生消化道溃疡的可能性。

二、口服避孕药

口服避孕药(combined oral contraceptive,COC)是目前常用的治疗子宫腺肌病的药物,患者接受度较高。COC 的作用机制为负反馈抑制下丘脑 - 垂体 - 卵巢轴(hypothalamic-pituitary-ovarian axis,HPO),降低促性腺激素水平,抑制排卵从而降低雌激素水平,形成体内低雌激素环境。孕激素可使子宫内膜蜕膜化和萎缩,并在子宫内创造了一个稳定的激素环境;可以抑制环氧合酶 -2 水平和芳香化酶活性,降低前列腺素水平,并减少炎症。COC 可缓解子宫腺肌病的疼痛,减少月经量,持续使用会导致闭经。推荐作为子宫腺肌病合并月经过多患者的治疗药物,建议长周期治疗或持续使用。COC 副作用较少,偶有不规则阴道流血、消化道症状或肝功能异常。因 COC 对 40 岁以上有高危因素(如糖尿病、高血压、血栓史及吸烟史)的患者有增加血栓形成甚至肺栓塞的风险,因此对 40 岁以上子宫腺肌病患者推荐 COC 要谨慎,并且不建议有其他危险因素(如血栓形成或高血压)的患者使用。

三、促性腺激素释放激素激动剂

促性腺激素释放激素激动剂(gonadotropin-releasing hormone agonists,GnRH-a)可以通过与垂体内的 GnRH 受体相结合,持续占用 GnRH 受体并移入细胞内,使垂体卵泡刺激素和黄体生成激素节律分泌消失,下调垂体功能,从而抑制卵泡发育及排卵,血雌激素达到绝经期水平,造成暂时性药物去势及体内低雌激素状态。

GnRH-a 用于治疗子宫腺肌病有肯定的疗效,可以有效快速缓解疼痛、治疗月经过多,以及缩小子宫体积,也适用于年轻且有生育要求、不愿意手术或近绝经期者,也可作为大子宫或合并贫血患者的术前预处理,或激素类药物治疗前的预处理。GnRH-a 预处理后序贯 COC、地诺孕素或放置 LNG-IUS,可作为保守性手术或介入治疗后的长期管理方式。其用法是依不同制剂选择皮下注射或肌内注射方式,连续使用 3~6 个月或更长时间。GnRH-a 的副作用主要是低雌激素血症引起的绝经相关症状,如潮热、阴道干燥、性欲降低、失眠及抑郁等,长期应用有骨量丢失的可能。对于其副作用的处理包括反向添加治疗与联合调节等。

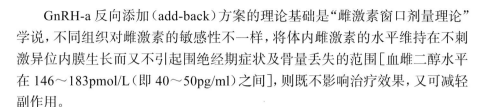

GnRH-a 反向添加（add-back）方案的理论基础是"雌激素窗口剂量理论"学说，不同组织对雌激素的敏感性不一样，将体内雌激素的水平维持在不刺激异位内膜生长而又不引起围绝经期症状及骨量丢失的范围[血雌二醇水平在 146～183pmol/L（即 40～50pg/ml）之间]，则既不影响治疗效果，又可减轻副作用。

反向添加方案：①雌孕激素方案：雌孕激素连续联合用药。雌激素可以选择：戊酸雌二醇 0.5～1.0mg/d，或每天释放 25～50μg 的雌二醇贴片，或雌二醇凝胶 1.25g/d 经皮涂抹；孕激素多采用地屈孕酮 5mg/d 或醋酸甲羟孕酮 2～4mg/d，也可采用复方制剂雌二醇屈螺酮片，1 片/d。②连续应用替勃龙，推荐 1.25～2.5mg/d。

反向添加的注意事项：①何时开始反向添加尚无定论；②应用反向添加可以延长 GnRH-a 使用时间。治疗剂量应个体化，有条件者应监测雌激素水平。

GnRH-a 与联合调节：对于 3 个月内的 GnRH-a 短期应用患者，针对其使雌症状可以采用植物药，如黑升麻异丙醇萃取物、升麻乙醇萃取物，每次 1 片，每天 2 次。

四、左炔诺孕酮宫内缓释节育系统

孕激素可以诱导子宫内膜蜕膜化和萎缩，具有抗增殖和抗炎作用。孕激素治疗子宫腺肌病的相关研究已开展多年，目前存在局部和口服给药方式。左炔诺孕酮宫内缓释节育系统（LNG-IUS）是研究最充分的治疗子宫腺肌病局部给药的孕激素类药物。LNG-IUS 最初设计用于长期避孕，每 24 小时释放大约 20μg 的左炔诺孕酮，局部释放的左炔诺孕酮可使子宫内膜蜕膜化及萎缩，可减少经期出血；局部升高的孕激素可直接作用于腺肌病病灶，使病灶缩小，并进一步改善子宫收缩功能以减少出血；孕激素还可以下调雌激素受体阻止雌激素的进一步作用，并通过减少子宫内膜内前列腺素的产生和诱导闭经改善痛经。LNG-IUS 是治疗子宫腺肌病的一种非常有效的选择，且在治疗子宫腺肌病相关出血方面，LNG-IUS 的效果相对更佳。近年来，国内外均推荐年轻、希望保留子宫的子宫腺肌病患者使用 LNG-IUS，首先推荐用于合并月经过多者。此外，对于拒绝手术或有手术禁忌证的患者，患有与子宫腺肌病相关的贫血时，也可建议长期使用 LNG-IUS 治疗。LNG-IUS 放置后如有效，治疗效果可持续 5 年。

LNG-IUS 局部释放的左炔诺孕酮仅在子宫内膜和邻近组织中保持局部高浓度，所以引起的不良反应较小。常见的不良反应为患者体重增加、阴道淋漓出血及闭经等，使用前应让患者充分了解。另一种临床应用中常见的现象为环脱落，相关研究显示，放置 LNG-IUS 后 3 年和 5 年的长期宫内 LNG-IUS 保留率分别为 57.5% 和 56.2%。LNG-IUS 脱落与子宫过大和大出血有关，临床应用中可使用 GnRH-a 预处理，待子宫体积缩小后再放置 LNG-IUS，可以降低其脱落率，延长使用时间。值得注意的是，除上述不良反应外，也有研究显示，在放置 LNG-IUS 患者中良性功能性卵巢囊肿的发生率增加，发生率约为 7%。通常是在进行盆腔超声检查时发现的，囊肿体积一般相对较小，无明显症状，绝大部分患者可在 6 个月内自然消退，除非患者要求否则不需要取环。有卵巢囊肿史对于拟放置 LNG-IUS 的患者不是禁忌证。

LNG-IUS 放置时机：①直接放置：可于月经来潮的 7 天内进行，避开月经量多时放置；②对于子宫过大、重度痛经或严重贫血患者，可在 GnRH-a 预处理后再放置；③术中放置：应注意，对于月经不规律或影像学提示子宫内膜异常者，应在放置前诊刮或宫腔镜检查，以除外子宫内膜病变。

五、地诺孕素

地诺孕素（dienogest，DNG）最早由德国研发，并于 1987 年首次被报道应用于治疗子宫内膜异位症患者，但并未引起广泛关注。1998 年，地诺孕素治疗子宫内膜异位症的相关机制明确后此药物开始逐渐被关注。随后日本及欧洲的学者通过多项临床试验研究，证实地诺孕素的有效性及安全性。2008 年 1 月，地诺孕素作为治疗子宫内膜异位症的新药在日本上市，目前，地诺孕素已在世界多个地区及国家广泛应用。

地诺孕素是一种新型合成孕激素，具有很高的孕激素活性，活性接近天然孕酮，对孕激素受体（PR）的选择更专一，且无糖皮质激素和盐皮质激素活性，对代谢系统（包括糖、脂代谢和凝血功能）和心血管系统影响很小。2018 年 12 月，获中国食品药品监督管理总局（China food and drug administration，CFDA）批准在我国上市，已有临床试验证实地诺孕素治疗子宫腺肌病的有效性。地诺孕素的作用机制为通过负反馈作用中度抑制促性腺激素的分泌，造成低雌激素的内分泌环境，抑制子宫内膜增生，且对病灶有直接的抑制作用，抑制病灶中的炎症反应和血管生成。地诺孕素可改善痛经及减少月经量。

地诺孕素能够有效缓解子宫腺肌病相关疼痛症状，但有时会出现异常子宫出血乃至贫血加重的情况，且服药初期子宫体积的变化并不明显。临床应用中，与地诺孕素相比，GnRH-a 对改善贫血和减少子宫体积似乎更有效，但如在 GnRH-a 治疗预处理后继续应用地诺孕素治疗，可使子宫内膜萎缩，减少孕激素治疗初期的不规则出血，对于腺肌病患者也可缩小子宫体积，改善贫血症状。因此，GnRH-a 预处理后应用地诺孕素可以更长时间地缓解症状，并可抑制子宫体积的再次增大，这也是目前临床中经常使用的联合药物治疗方案之一。

地诺孕素的副作用主要是子宫不规则出血，其他少见副作用包括体重增加、头痛、乳房胀痛等。

另一种口服孕激素类药物为醋酸炔诺酮，在一项小样本的回顾性研究中显示其可改善痛经和月经量多的症状，通过周期性给药方案（剂量为每日5mg，用药 3 周，停药 1 周）可以最大限度地减少突破性出血。但因不良反应较多，临床上应用较少。

六、促性腺激素释放激素拮抗剂

促性腺激素释放激素拮抗剂是近年来开发的口服非肽类活性药物，其作用机制为通过对垂体 GnRH 受体的拮抗作用抑制生殖系统，从而阻断促性腺激素的分泌。噁拉戈利（elagolix）于 2018 年被 FDA 批准用于治疗有中重度疼痛症状的子宫内膜异位症患者，疗程 6～12 个月，与 GnRH-a 相比无点火效应。虽也有潮热等低雌激素症状，但程度似乎较 GnRH-a 轻，使用高剂量治疗时也建议反向添加。目前相关临床研究表明，噁拉戈利对于治疗合并子宫腺肌病的月经过多有效。林扎戈利（linzagolix）治疗子宫腺肌病的临床研究均为小样本临床研究或病例报道，虽然显示出其缓解子宫腺肌病疼痛、减少子宫体积及改善患者生活质量等作用，但推荐等级较低。目前尚缺乏关于促性腺激素释放激素拮抗剂治疗子宫腺肌病的大样本高质量临床研究。

七、达那唑

达那唑（danazol）是一种雄激素，为 17α- 乙炔睾酮的衍生物。达那唑可使异位的子宫内膜组织萎缩，曾用于治疗子宫内膜异位症。达那唑全身治疗子宫腺肌病的证据有限，全身给药由于其雄激素样副作用明显影响长期使用，目前更倾向于局部给药，用药途径包括达那唑涂层宫内节育器、宫颈注射及阴道给药。达那唑局部使用可减少子宫腺肌病患者的月经过多并缓解疼痛，且与口服达那唑相比，其血清浓度较低，副作用明显较少。一项小样本的回顾性研究表明，阴道给予达那唑治疗可减轻子宫腺肌病患者的痛经、月经量多等症状，并能缩小子宫体积，提高患者生活质量，但仍缺乏大样本高质量的临床研究支持。

八、芳香化酶抑制剂

芳香化酶抑制剂（aromatase inhibitor）可抑制雌激素的合成，包括来曲唑、阿那曲唑等。有研究显示芳香化酶抑制剂在缩小子宫腺肌病病灶体积和改善症状方面与 GnRH-a 具有相同的疗效，显著抑制了血雌二醇水平，但芳香化酶抑制剂治疗子宫腺肌病尚未获得 CFDA 的许可。

九、其他药物

米非司酮是一种孕激素受体拮抗剂，可造成医源性闭经，用于缓解痛经，减少出血，纠正贫血，在我国已经获批上市，用于治疗子宫肌瘤，但在治疗子宫腺肌病方面尚未获得 CFDA 的许可。由于米非司酮可造成雌激素持续刺激子宫内膜的状态，3 个月以上的长期用药对子宫内膜的安全性还有待于证实。

公认的非激素药物选择除上文介绍的 NSAID 类药物外，还有具有止血作用的氨甲环酸，临床上可用于治疗月经量多的患者。但其应用有血栓形成的可能性，对于有血栓形成倾向及有心肌梗死倾向者应慎用。

选择性孕酮受体调节剂也可以改善子宫腺肌病的症状。在一项小样本随机对照试验研究中显示，对于存在异常子宫出血和 / 或合并痛经的子宫腺肌病患者，使用醋酸乌利司他与安慰剂相比，治疗 12 周后出血量和疼痛评分显著降低，停止治疗后症状会复发。抗血小板治疗被认为是子宫腺肌病可能的新疗法。

十、总结

上文中介绍了目前临床中常用的治疗子宫腺肌病的药物。但在日常的临床实践中，药物治疗方案的制订往往是个体化、评估利弊后制订的综合性药物治疗方案。各类药物具有不同的治疗优点与副作用，需对于患者进行个体化评估后使用。

虽然使用 COC 治疗子宫腺肌病相关痛经及月经量过多疗效确切，但与 COC 相比，临床上放置 LNG-IUS 或口服地诺孕素具有更好地减轻疼痛及减少出血的效果，且地诺孕素具有缩小子宫体积和降低子宫动脉血流量的作用。

2021 年一项发表在 *JAMA* 的高质量文章中，概括了目前对于子宫腺肌病的诊断评估及治疗。子宫腺肌病的一线治疗包括：仅用于疼痛症状的非甾体抗炎药（每 6 小时服用 400～600mg 布洛芬）、LNG-IUS、口服孕激素（每天 5mg 炔诺酮）、COC。但若出现如上药物效果欠佳或出现了严重的不能耐受的副作用，可采用二线治疗，如 GnRH-a、GnRH 拮抗剂，并推荐如果治疗持续超过 6 个月，应施行 GnRH-a 反向添加（add-back）方案。最后，若 6 个月后仍未能达到满意的药物治疗效果，在评估患者有无生育要求的基础上，行相应手术治疗。随着地诺孕素相关研究进展及深入，2023 年 7 月，加拿大妇产科学会（Society of Obstetricians and Gynaecologists of Canada，SOGC）在《子宫腺肌病的诊断及治疗指南》中肯定了地诺孕素的作用，其中推荐：COC、LNG-IUS和地诺孕素应作为治疗子宫腺肌病（重度、中度）疼痛和大量月经出血的一线药物选择。GnRH-a 可被视为治疗子宫腺肌病疼痛和大量月经出血的二线药物，如果 GnRH-a 使用时间超过 6 个月，应开始 GnRH-a 反向添加（add-back）方案。

子宫腺肌病药物治疗的选择取决于患者的年龄、症状严重程度和生育要求，药物治疗时需个体化与规范化结合、长期疗效与不良反应兼顾。同子宫内膜异位症一样，子宫腺肌病患者也需要长期管理甚至终身管理。

（王　莉　张　阳）

第二节　中医治疗

一、辨证施治

中医学古籍中没有"子宫腺肌病"的病名记载，根据其临床表现归属于"痛经""月经过多""经期延长""癥瘕""不孕"等病证中。中医在治疗疾病时强调审证求因，审因论治。临床上子宫腺肌病主要以"血瘀"为主，在此基础上又有寒热虚实的不同。故需根据患者疼痛发生的时间、部位、性质、程度、伴随症状、月经的情况、结块的部位及大小、是否有生育要求，以及体质和舌脉来辨别寒热虚实。辨病与辨证相结合，以痛经为主者重在祛瘀止痛；月经不调或不孕者配合调经、助孕；癥瘕结块者要散结消癥。

1. 气滞血瘀证

（1）主要证候：经前或经期小腹胀痛或刺痛，拒按，甚或前后阴部坠胀欲便，经行量或多或少，或行经时间延长，色暗有血块，块下而痛稍减；经前心烦易怒，胸胁、乳房胀痛，口干便结；舌紫暗或有瘀斑、瘀点，苔薄白，脉弦涩。

（2）治法：理气活血，化瘀止痛。

（3）方药：膈下逐瘀汤（《医林改错》）。

当归、川芎、赤芍、桃仁、红花、枳壳、延胡索、五灵脂、乌药、香附、牡丹皮、甘草。

2. 寒凝血瘀证

（1）主要证候：经前或经期小腹冷痛或绞痛，拒按，得热痛减；经行量少，色紫暗有块，或经血淋漓不净，或见月经延后；形寒肢冷，大便不实；舌淡胖而紫暗，有瘀斑、瘀点，苔白，脉沉迟而涩。

（2）治法：温经散寒，化瘀止痛。

（3）方药：少腹逐瘀汤（《医林改错》）。

肉桂、小茴香、干姜、当归、川芎、赤芍、蒲黄、五灵脂、没药、延胡索。

3. 湿热瘀结证

（1）主要证候：经前或经期小腹灼热疼痛或痛引腰骶，拒按，得热痛增；非经期小腹时痛、肛门坠胀；月经量多，色红质稠，有血块或月经淋漓不净；带下量多，色黄质黏，气臭秽；身热口渴，头身困重，小便短赤，大便偏干或不爽；舌质紫红，苔黄而腻，脉滑数或涩。

（2）治法：清热除湿，化瘀止痛。

（3）方药：清热调血汤（《古今医鉴》）加败酱草、红藤。

黄连、牡丹皮、生地黄、白芍、当归、川芎、红花、桃仁、延胡索、莪术、香附、败酱草、红藤。

4. 气虚血瘀证

（1）主要证候：经期腹痛，或经期或经后小腹隐痛喜按，肛门坠胀不适，经量或多或少，或经期延长，色暗淡，质稀或夹血块；面色淡而晦暗，神疲乏力，少气懒言，纳差便溏；舌淡胖，边尖有瘀斑，苔薄白，脉沉涩。

（2）治法：益气活血，化瘀止痛。

（3）方药：血府逐瘀汤（《医林改错》）加党参、黄芪。

桃仁、红花、当归、生地黄、川芎、赤芍、柴胡、枳壳、甘草、桔梗、川牛膝、党参、黄芪。

5. 肾虚血瘀证

（1）主要证候：经前或经期腹痛，月经先后无定期，经量或多或少，色暗有块；腰膝酸软，腰脊刺痛，神疲肢倦，头晕耳鸣，面色晦暗，性欲减退，夜尿频；舌质暗淡，苔白，脉沉细涩。

（2）治法：补益肾气，活血化瘀。

（3）方药：归肾丸（《景岳全书》）加桃仁、生蒲黄。

菟丝子、杜仲、枸杞子、山茱萸、当归、熟地黄、山药、茯苓、桃仁、生蒲黄。

二、专方治疗

1. 桂枝茯苓丸　桂枝、茯苓、牡丹皮、桃仁、芍药。

（1）功效：活血化瘀，缓消癥块。

（2）适应证：气滞血瘀型子宫腺肌病。

（3）方药分析：方中桂枝温经通阳，促进血脉流通而散瘀；芍药养肝和营，缓急止痛，与桂枝一阴一阳相配；茯苓益气健脾，牡丹皮凉血化瘀，一气一血互用；佐桃仁破血消癥。

（4）现代研究：桂枝茯苓丸具有明显的镇静、解痛、消肿、抗炎的作用，网络药理学分析得出，桂枝茯苓丸中的丹皮酚、芍药苷、紫杉醇等有效成分可能通过抑制 MAPK 通路与 PI3K/AKT 通路抑制异位内膜组织生长、侵袭与黏附，从而治疗子宫腺肌病。

2. 妇科调经 2 号方 菟丝子、覆盆子、车前子、五味子、枸杞子、当归、川芎、牡丹皮、赤芍、茯苓、牛膝、法半夏、桃仁、山药、大枣、生地黄、香附、白芍、熟地黄、甘草。

（1）功效：补肾、活血、宁心。

（2）适应证：子宫腺肌病痛经。

（3）方药分析：方中菟丝子补肾益精，为补阳药，枸杞子滋补肝肾，为补阴药，二药肾阴阳同补，为君药；五味子益气、补肾宁心，茯苓健脾宁心，共为臣药；覆盆子、熟地黄、大枣增强君药补肾之功效，为佐助药，车前子、法半夏利水渗湿，生地黄清热凉血，以防滋腻太过，为佐制药；当归、牡丹皮、桃仁活血祛瘀，亦有养气血之功；白芍养血调肝；香附、赤芍、川芎、牛膝一上一下，亦不忘疏肝，可枢转少阳（三焦）；山药协茯苓健脾，以养后天；甘草调和诸药，为使药。

（4）现代研究：本方在五子衍宗丸基础上加减得出，此方现代研究具有免疫调节和雌激素样作用，方中牡丹皮、当归可抗炎，当归对子宫有抑制和兴奋作用，白芍可镇痛、抗炎。

3. 胡芦巴丸 胡芦巴、巴戟天、小茴香、吴茱萸、川楝子、川乌。

（1）功效：温阳祛寒，行气止痛。

（2）适应证：子宫腺肌病痛经。

（3）方药分析：方中胡芦巴补肾阳、祛寒湿；巴戟天补肾阳、强筋骨、祛风湿，为温补肾阳、散寒之痛之良药；小茴香、吴茱萸合用，增强散寒止痛之力；川楝子行气止痛，其性寒，可防温药过热之弊；川乌祛风除湿、温经散寒。

（4）现代研究：胡芦巴提取物对大鼠肾缺血再灌注损伤有保护作用。巴戟天具有改善生殖的作用。小茴香提取物与维生素 E 联合应用可缓解原发性痛经，效果优于与其对照的布洛芬组。吴茱萸水煎液有显著延长痛觉反应时间的作用。川楝子醇提物具有明显的抗炎镇痛作用，可提高小鼠热痛阈值及尾痛阈值，并延缓大鼠神经传导速度。

4. 痛经宁方 生蒲黄、大红藤、制乳香、制没药、田三七粉（冲服）、威灵仙、柴胡、延胡索、刘寄奴、胡芦巴。

（1）功效：化瘀止痛，理气疏冲。

（2）适应证：气滞血瘀型子宫腺肌病痛经。

（3）方药分析：方中生蒲黄、大红藤活血化瘀止痛为君；柴胡、延胡索疏肝理气止痛为臣；佐以威灵仙通络止痛，胡芦巴温肾散寒止痛，乳没（制乳香、制没药）散瘀定痛，刘寄奴破血通经止痛，田三七粉散瘀止血、兼有补血为使。全方以化瘀止痛为主，多味药入肝经，起到疏肝理气、宣畅气机之用，且方中凉、温并举，攻补兼施，化瘀而不伤正，止血而不留瘀。

（4）现代研究：本方能有效改善气滞血瘀型子宫腺肌病痛经患者的临床症状、体征，降低血黏度、CA125 水平，具有良好的镇痛作用。

5. 当归芍药散　当归、芍药、茯苓、白术、泽泻、川芎。

（1）功效：调经止痛。

（2）适应证：子宫腺肌病。

（3）方药分析：方中芍药入肝经，重用以柔肝养阴，佐当归补血活血，川芎活血理气，三者同用以补肝体、助肝用、缓急止痛。白术燥湿健脾，茯苓渗湿健脾，泽泻淡渗利湿，三者同用以健脾气、祛湿邪。本方肝脾同治，气血同调，补泻兼顾。

（4）现代研究：加味当归芍药散可明显改善子宫腺肌病患者的痛经程度，降低 CA125 指标。当归芍药散可提高慢性盆腔炎大鼠外周血辅助性 T 细胞含量，降低细胞毒性 T 细胞含量，促使机体免疫功能恢复正常。当归芍药散可明显降低大鼠子宫前列腺素 PGF2α 的水平，减少子宫局部血管的收缩而减轻痛经。

6. 化癥汤　石见穿、刘寄奴、王不留行、三棱、莪术、桂枝、牡丹皮、赤芍、䗪虫、生水蛭。

（1）功效：通经畅络，化瘀消癥。

（2）适应证：患者无明显癥瘕结块，却伴有明显子宫腺肌病的临床表现者。

（3）方药分析：方中䗪虫、水蛭联用可攻久积之坚。石见穿活血化瘀，清热利湿，散结消肿。刘寄奴止血，破血通经。王不留行有消胀止痛之效，石见穿、刘寄奴、王不留行三者辛散苦泄，平缓入血。三棱及莪术破血、行气、消瘀，化血之力三棱优于莪术，理气之力莪术优于三棱。桂枝温通经脉，助阳化气，牡丹皮、赤芍凉血行滞，通络行血。

（4）现代研究：䗪虫、水蛭两种虫类药物均具有一定的抗肿瘤作用，水蛭还保留一定的抗血小板聚集和抗凝作用。石见穿多糖具有抑制炎性反应和阻止细胞凋亡作用。

7. 蒲翘消瘰丸　蒲公英、连翘、玄参、生牡蛎、浙贝、白花蛇舌草、夏枯草、薏苡仁、三棱、莪术、炙鳖甲、三七粉。

（1）功效：清热化痰，软坚散结。

（2）适应证：子宫腺肌病。

（3）方药分析：方中蒲公英、连翘、白花蛇舌草清热解毒散结；玄参清热泻火解毒凉血；生牡蛎、浙贝、炙鳖甲软坚散结；三棱、莪术为破血散结之佳品，功能消散积聚；夏枯草清肝火散瘀结；三七粉活血行气止痛；薏苡仁除湿祛痰。诸药合用得以解毒化瘀，消癥散结。

（4）现代研究：本方可以改善黄体功能，增加受孕率；在临床应用中对月经量多且年龄较大者喜用金樱子、紫草根，金樱子有抗子宫内膜增生的作用，而紫草有抗雌激素作用，二者可使子宫内膜萎缩从而减少出血量。

8. 化滞汤 桃仁、苏木、当归、川芎、蒲黄、五灵脂、花椒、炒小茴香、生三七、甘草。

（1）功效：活血化瘀，行滞止痛。

（2）适应证：气滞血瘀型子宫腺肌病。

（3）方药分析：方中桃仁、苏木活血化瘀为主药；当归养血活血，川芎行气活血，蒲黄活血化瘀，五灵脂活血散瘀、通利血脉，共为辅药；花椒、炒小茴香温经散寒为佐；甘草调和诸药为使。

（4）现代研究：本方具有改善微循环，增加血流量，改变血液流变学的特性，促进子宫肌层内无包膜的陈旧性积血吸收。

9. 盆炎痛方 蒲公英、夏枯草、忍冬藤、红藤、柴胡、枳壳、甘草、芍药、赤芍、黄柏、苍术、薏苡仁、怀牛膝、蒲黄、五灵脂、川楝子、元胡、乳香、没药、三棱、莪术。

（1）功效：清热利湿，疏肝解郁，化瘀止痛。

（2）适应证：湿热瘀结型子宫腺肌病。

（3）方药分析：方中蒲公英清热利湿，解毒散结，与夏枯草相须清肝行滞，解毒散结，与忍冬藤合用，增强清热解毒之功，兼以通络止痛；红藤清热解毒，活血止痛；柴胡疏肝解郁，清透郁热；枳壳疏肝行气，加强调畅气机；甘草调和诸药，与芍药相配，柔肝缓急止痛；赤芍主入肝经血分，有活血散瘀之功；黄柏清热燥湿，善清下焦湿热；苍术健脾燥湿，薏苡仁健脾渗湿，二者合用加强清热利湿功效；怀牛膝引药下行；蒲黄、五灵脂相须为用，活血化瘀止痛；川楝子、元胡相伍以疏肝行气，活血止痛；乳香、没药相须为伍，活血化瘀，行气止痛；三棱、莪术破血行气，消癥止痛。

（4）现代研究：红藤具有抗病毒、抗菌、舒张血管和抗凝作用，可抑制异位子宫内膜的异常增生。

三、名家经验

1. 天津市名中医金季玲教授认为子宫腺肌病的治疗重在"补肾阳之虚，决胞中之瘀"，根据月经周期阴阳转化分期治疗。①行经期胞中经血空虚，患者痛经明显，此时治以辛温通阳，活血化瘀，标本兼治，方选自拟痛经1号方加减，药用如下：当归、白芍、柴胡、香附、合欢皮、桂枝、吴茱萸、乌药、川芎、阿胶、延胡索等。②经后期及经间期患者无明显不适，重在祛邪，使后期阳长顺利，故经后期及排卵期治以活血消癥，佐以祛痰，方选自拟异位灵加减，药用如下：桂枝、茯苓、赤芍、白芍、丹参、牡丹皮、三棱、莪术、夏枯草、浙贝母、鳖甲、乌药、香附、皂角刺等。③经前期顺应月经周期节律，温肾助阳，重在治本，为瘀血、痰脂的消除提供有利环境，方选自拟安胎方加减，药用如下：菟丝子、续断、桑寄生、党参、白术、黄芪、陈皮、黄芩、白芍、熟地黄、炙甘草、砂仁、山药等。

2. 中医药专家门成福教授根据育龄期妇女子宫腺肌病的病因病机及临床特征，将其分为气滞血瘀、气虚血瘀、寒凝血瘀3型。①气滞血瘀型：方用加味消瘤汤，组方：桂枝、茯苓、桃仁、赤芍、牡丹皮、炮穿山甲细粉（冲）、皂角刺、三棱、莪术、水蛭、丹参、卷柏、刘寄奴、薏苡仁、败酱草、香附、延胡索。②气虚血瘀型：方用参芪四物汤去川芎，组方：党参、黄芪、熟地黄炭、当归、白芍、乌贼骨、茜草、荆芥炭、阿胶珠、杜仲炭、川断。③寒凝血瘀型：对此证型的治疗需分期服药，平时方用加味温经汤，组方：吴茱萸、肉桂、川芎、当归、白芍、牡丹皮、炮姜、姜半夏、麦冬、党参、炙甘草、阿胶珠、丹参、三棱、莪术、水蛭、香附、延胡索。服至经前5～7天，需更换汤药，以加味少腹逐瘀汤加三棱、莪术、水蛭、川牛膝、香附，作为经前及经期用方。

3. 名老中医尤昭玲教授提出的观点　①经前期（月经前5～7日）：经前血海满盈，冲任胞宫气血偏实，易于发生郁滞，以"防"为主，宜活血化瘀、行气散结，经验方如下：金银花、连翘、紫花地丁、蒲公英、醋香附、柴胡、山药、土鳖虫、益母草、甘草。②经期（月经1～6日）：针对症状"痛""坠""胀"用药，活血祛瘀，同时配合清热解毒，以"治"为主，经验方如下：金银花、连翘、两面针、木槿花、生栀子、石见穿、蒲公英、紫花地丁、益母草、鸡血藤、大血藤、土鳖虫、山药、荔枝核、延胡索、橘核、川楝子。③经后期（月经7～17日）：气血冲任亏虚，易引起伏邪再次侵扰，以"固"为主，治以健脾益气、补肾宁心，经验方如下：党参、黄芪、白术、山药、莲子、红景天、绞股蓝、无柄灵芝、菟丝子、桑葚、枸杞、覆盆子、甘草。

对子宫腺肌病有生育要求但自然妊娠率低的患者，试孕3～5个月经周期仍未怀孕的，建议患者寻求体外受精 - 胚胎移植（IVF-ET）治疗。在 IVF-ET 不同阶段，结合其特点，运用中药内服、耳穴、食疗等综合治疗以提高 IVF-ET 的成功率。①降调阶段：抓住这一阶段低激素及卵泡相对静止的特点，治疗注重清心健脾调肝，以降调方（党参、黄芪、白术、珍珠母、酸枣仁、绿萼梅、乌药、夜交藤、代代花、三七花、甘草等组成）结合降调煲静养抚卵，耳穴取心、肝、脾、神门等。②促排卵阶段：侧重温肾益精助阳，促进卵泡发育生长以利于取卵；健脾益肾，促使内膜与卵泡发育同步，自拟促排方（熟地黄、山药、莲肉、百合、玉竹、石斛、菟丝子、枸杞子、覆盆子、桑椹子、玄参、甘草等）及暖巢煲治疗，耳穴取心、肾、内生殖器等。③移植阶段：注重健脾补肾，聚精助膜，提高内膜容受性，从而摄胎、纳胎，利于着床，自拟着床方（党参、黄芪、寄生、山药、白术、莲子、续断、紫苏梗、葛根等）。移植当天开始服用，连服 12 天。耳穴取脾、心、肾、肝等。④妊娠阶段：注重补肾益气，固冲安胎，自拟安胎方（党参、黄芪、山萸肉、槲寄生、山药、苎麻根、白术、石莲子、莲须、紫苏梗、川续断等）及安胎煲（党参、黄芪、莲肉、枸杞等）养血固冲安胎，并随症加减，是为至善。

四、中成药治疗

子宫腺肌病病程长，治疗周期亦长，如长期以中药汤剂煎服，煎煮较繁琐，耗时耗力，患者难以持之以恒服药。中成药具有中医辨证的基本原则特点，又借鉴了现代药物制剂的工艺，无论胶囊剂还是片剂、膏剂、颗粒剂等剂型，因服用方便，且便于携带，故患者依从性明显增强，临床应用较为广泛。中成药治疗在缓解痛经和非经期盆腔痛、减少月经量等方面疗效确切，可一定程度降低手术治疗率，提高患者的生活质量，延缓病情发展，有效降低术后复发、提高妊娠率。

（一）子宫腺肌病中成药使用原则

1. 辨证用药 子宫腺肌病常见的证型有气滞血瘀、寒凝血瘀、湿热瘀结、肾虚血瘀、气虚血瘀。因此，治疗子宫腺肌病的中成药选择和使用首先要分析疾病的证候，针对证候确定具体治法，依据治法，选定适宜的中成药。

2. 辨病辨证结合用药 临床使用中成药时，需将西医辨病与中医辨证相结合，不能仅根据西医诊断选用中成药。

3. 剂型的选择 应根据患者的体质强弱、病情轻重缓急及各种剂型的特点，选择适宜的剂型。

4. 使用剂量的确定 对于有明确使用剂量的，慎重超剂量使用。有使用剂量范围的中成药，女性患者使用剂量应取偏小值。

5. 合理选择给药途径 能口服给药的，不采用注射给药（含穴位注射）；能肌内注射给药的，不选用静脉注射或滴注给药。

（二）中成药辨证选药

血瘀是贯穿子宫腺肌病疾病发展的中心环节，是子宫腺肌病病理基础。根据子宫腺肌病的临床特征，气滞、寒凝、湿热、肾虚、气虚等因素影响血液运行，亦是子宫腺肌病血瘀证形成的重要原因。"急则治标，缓则治本"，经期以止痛调经为主，非经期以消癥散结为要。中成药的辨证选药临床常用举例如下：

1. 丹莪妇康煎膏 活血化瘀，疏肝理气，调经止痛。用于妇女瘀血阻滞所致月经不调，痛经，经期不适。

2. 散结镇痛胶囊 软坚散结，化瘀定痛。用于气滞血瘀兼痰凝型的继发性痛经、月经不调、盆腔包块等的治疗。

3. 少腹逐瘀颗粒 活血逐瘀，祛寒止痛。用于血瘀有寒引起的月经不调，小腹胀痛，腰痛，白带量多等。

4. 艾附暖宫丸 理气补血，暖宫调经。用于子宫虚寒，月经量少、后错、经期腹痛，腰酸带下量多。

5. 妇炎净胶囊 / 片 清热解毒，祛瘀生新。用于湿热瘀结所致痛经等，症见经来时小腹灼热疼痛，经量多，色红质稠，有臭气，口苦咽干，小便短赤。

6. 妇科千金片 清热除湿，益气化瘀。用于湿热瘀阻所致的带下病、腹痛，带下量多、色黄质稠、臭秽，小腹疼痛，腰骶酸痛，神疲乏力。

7. 血平片 清热化瘀，止血调经。用于因血热挟瘀所致的崩漏、月经过多。可以起到化瘀止血功效，可明显减少经血量，缓解痛经。

8. 山牡丹胶囊 益气化瘀，收敛止血。本品用于气虚血瘀所致的月经过多，经期延长，色淡红，质清稀或紫黑，有血块，倦怠乏力，面色苍白或晦暗。

9. 苁蓉益肾颗粒 补肾填精，固冲止痛。本品用于肾气不足，腰膝疲软，记忆力减退，头晕耳鸣，四肢无力，月经量多或少，绵绵作痛。

（三）子宫腺肌病合并症的中成药使用

1. 若合并有月经量多，且伴见经色黯红或紫黑，夹杂大血块、块下痛减等，可酌情加用白柏胶囊、独一味胶囊（软胶囊 / 分散片）、经血宁胶囊、三七片（胶囊）、龙血竭胶囊（片）、云南白药胶囊等，以化瘀止血、止痛。

2. 若为瘀久化热，血热妄行，症见月经量多，经色深红、质稠，或有小血块，口干咽燥，烦热口渴，大便干燥，舌红等，可加用血平片、宫血宁胶囊、断血流胶囊等以凉血止血、清热除湿、化瘀止痛。

（四）中成药使用注意事项

1. 中成药可联用或序贯使用 子宫腺肌病患者证候常复杂多变，一种中成药往往针对单一证型，功效主治范围有限，实际应用中，单用一种中成药，不能解决该病患者复杂的证候特点，且不能做到灵活随证化裁，哪怕是同一位患者，经期和非经期脏腑气血变化亦不相同，故常需要联合用药，或根据患者处于同一月经周期的不同阶段，序贯给予不同的中成药。中成药联用克服了单用一种中成药相对片面、辨证不够灵活的缺陷，更贴近于中药汤剂整体调理脏腑气血的特点，且可达到足够的剂量和用药力度，具有独特的优势与特色。

2. 中成药可与西药联合使用 中成药和西药联合应用是中西医结合医学治疗子宫腺肌病的重要临床治疗方式，越来越受到临床专家的重视。单用西药或单用中成药各有其优势和局限性，但两者的合理配伍可以起到减毒增效、缩短疗程等作用。如一项关于桂枝茯苓丸联合孕三烯酮治疗子宫腺肌病的荟萃分析研究显示，桂枝茯苓丸全方药味少而效力专宏，但"丸者，缓也"，对于子宫腺肌病症状较严重的患者而言，其短期治疗效果不理想。孕三烯酮可明显改善患者痛经及月经过多等临床症状，疗效确切且经济性强，但可能会出现肝功能异常等不良反应。而桂枝茯苓丸可增强孕三烯酮的疗效，保护肝脏功能。临床研究显示，左炔诺孕酮宫内缓释节育系统联合中成药桂枝茯苓胶囊、醋酸亮丙瑞林微球联合桂枝茯苓胶囊、止痛化癥胶囊联合醋酸亮丙瑞林等联用方案，可综合两者的优势，达到事半功倍的效果。

3. 破瘀类中成药不宜久用 此类中成药中大多含有破血逐瘀类药物，如虫类药物、三棱、莪术、桃仁等，久用则损伤正气，故一般消癥疗程以3个月经周期为1个疗程，经期停用，再根据患者机体强弱及病情程度决定是否使用下一疗程。

五、中医外治法

中医外治法是中医药的重要治疗方法之一，指在中医学辨证施治的理论指导下，运用中药、中医手法、操作或特定的器械等，直接作用于患者体表局部或腔道的病变部位，从而达到治疗目的。中医外治法历史悠久、特色鲜明、疗效独特、作用迅速，具有简、便、廉、验之特点。由于女性解剖和生理特点，病变为下焦部位且是空腔脏器或浅表部位，中医外治法能使药物精准定位病所取得疗效，对妇科治疗具有特殊的意义，在妇科疾病中应用广泛。

由于子宫腺肌病临床治疗时间较长，患者往往不能坚持服药，同时，还存在首过效应，某些药物长期应用可能对肝功能有不良影响，因此，中药长期口服存在不足和诸多不便。外治法不仅具有与内治法同等重要的地位，而且在某些方面还优于内治法。《理瀹骈文》吴师机云："外治之理，即内治之理，外治之药,亦即内治之药。所异者,法耳"。"外治之法,治虽在外,无殊治内,而能补内治之不及。"对中医外治法治疗子宫腺肌病的思路进行探讨,有助于开拓临床治疗该病的新途径。

（一）子宫腺肌病中医外治常用方法

1. 热敷（熨烫）法 常用于治疗子宫腺肌病寒凝血瘀型、气滞血瘀型、气虚血瘀型等。通过临床辨证选药封包（热奄包）,取穴常选以气海、关元温补下元,八髎穴行气活血、散寒祛瘀、通络止痛;选药往往辛温行血散结,促使辛窜温性中药趁热蒸气透入下腹腔与盆腔,促进盆腔血液循环,抑制异位内膜组织生长。

2. 灌肠（直肠给药）法 常用于治疗子宫腺肌病湿热瘀结证、寒凝血瘀证等。直肠位于盆腔后部,与子宫相邻。直肠给药后,药物经直肠黏膜吸收,进入直肠下静脉和肛门静脉并汇合于髂内静脉,髂内静脉绕过肝脏进入下腔静脉,进而进入体循环。此途径占吸收药物的 50%～70%,既可减少药物对胃肠黏膜的刺激,使药物直达病所,使盆腔药物浓度升高又因不经过肝脏从而避免了肝脏的首过效应,故而提高药物的生物利用度。

3. 足浴法 中药足浴（泡脚）以经络学说为理论,依据人体经络"内连脏腑,外络肢节",其中有 10 条经脉由足部起始或终结,通过经络的传递,足部与全身脏腑器官连成一体。足底之涌泉穴,为足少阴肾经之井穴,肾为先天之本,肾的功能与女子的生理病理有密切的关系。《素问•奇病论》说:"胞脉者,系于肾。"而子宫腺肌病病位在胞宫,现代生物全息理论也证明人体脏腑器官在双足各有相对应的反射区。通过在足部对应区上刺激,如中药泡脚、贴敷等,可以调节和改善相关脏腑器官的功能活动。中药足浴治疗子宫腺肌病,是通过皮肤给药,加之药性与温热的双重作用,由足部反射区及腧穴经络传导给胞宫,以达到平衡阴阳、调整胞宫气血、治疗子宫腺肌病的目的。

（二）子宫腺肌病中医外治法举例

1. 中药汤剂灌肠

【主治】 子宫腺肌病,症见渐进性痛经,伴有畏寒肢冷、四肢不温。适用于寒凝血瘀型子宫腺肌病。

【方药】 小茴香、干姜、延胡索、没药、当归、川芎、肉桂、赤芍、蒲黄、五灵脂。

【用法】 用水煎煮至 100ml,药液温度应该保持在 37～41℃,寒冷天气经肛门药液滴注时应注意药液保温。患者左侧卧位,须将灌肠管插入肛门 10～15cm,低压缓慢滴注,药液滴注结束后,患者转为平卧位,保留药液 20 分钟以上,灌注时间为月经来潮前 10 天开始,直到月经来潮即停药,每 3 个月经周期为1个疗程，治疗1～3个疗程。

2. 中药热敷

【主治】 子宫腺肌病，其临床主要表现为继发性渐进性痛经、月经量多、经期延长、子宫增大、不孕等，尤其适用于寒凝血瘀型子宫腺肌病。

【方药】 桂枝、吴茱萸、当归、丹参、艾叶、乌药、三棱、莪术。

【用法】 使用中药包热敷下腹正中部位，自制药布袋大小约20cm×20cm，隔水蒸20分钟后，待温度适宜，不烫伤皮肤，热敷下腹正中部15分钟，每天1～2次，经净后3天开始外敷，持续至月经来潮前停用，此为1疗程，共3疗程。有生育要求的自测基础体温，基础体温升高后停用。

3. 中药敷贴

【主治】 子宫腺肌病，其临床主要表现为痛经明显，进行性加重、经期延长等。适用于气滞血瘀型子宫腺肌病。

【方药】 乌药、王不留行、皂刺、桂枝、小茴香、香附、干姜、丁香、乳香、没药、穿山甲、沉香、艾叶各、冰片。以上药物共研细末，装瓶备用。

【用法】 取药粉100g装布袋，于经前7天敷关元穴为中心的区域，直至月经过后为止。痛甚者，可于经前2天取本药粉50g用高度白酒调成泥状，敷贴于关元穴、神阙穴周围，外用纱布、胶布固定。每日1～2次。一般3个月为1疗程。

（三）子宫腺肌病内外同治法举例

【主治】 子宫腺肌病，症见痛经、月经量增多、经期延长，少数可有月经前后点滴出血等。适用于气滞血瘀型子宫腺肌病。

【中药内服】 采用加味桂枝茯苓丸治疗，组成：桂枝、茯苓、丹皮、赤芍、桃仁、水蛭、牛膝、三棱、莪术、浙贝母、八月札、半枝莲、香附、延胡索、杜仲。

【用法】 水煎服，2天1剂，每天3次，随症加减：烦热、口干苦、大便干者加炒黄芩，郁李仁；气血亏虚加党参，黄芪；月经量多去莪术、水蛭，加仙鹤草，茜草。

【中药外治】 采用中药敷贴治疗，组成：艾叶、肉桂、白芷、白丁香花根、防风。

【用法】 上药碾成细末，用双层纱布剪成直径10cm的圆形，将药末均匀撒在纱布上，覆盖同样大小双层纱布，缝合固定中药垫，用时将药垫置于神阙穴（肚脐）上，用腹带固定。

内服药于经前10天服用，连服10天；中药垫于经前2天开始使用，连用7天，连续治疗3个月经周期。

【方解】 加味桂枝茯苓丸其功效行气通阳，活血散结，方中桂枝、杜仲、香附补肾温经，行气通阳，通达中下二焦，鼓舞气血运行；赤芍开阴散结；丹皮、桃仁、牛膝、三棱、莪术活血祛瘀；茯苓益脾渗湿；延胡索止痛；水蛭、半枝莲、八月札、浙贝母逐瘀消坚、破积通络，又因痛经与冲、任、督等经脉有关，而3脉均起于小腹之中，故取神阙穴外敷中药垫以增强温经散寒，止痛逐瘀消坚之功。中药垫中白芷、防风解痉止痛、散寒；肉桂温里散寒，以助内服药治内寒；白丁香花根破积消坚；艾叶乃妇科要药，温经逐瘀散寒，活血祛瘀止痛。诸药共奏温经散寒，活血散结之功。

神阙穴外敷中药结合内服加味桂枝茯苓丸，用于治疗子宫腺肌病，内外结合，使温经散寒，活血化瘀，软坚散结功效增强，将养、调、消、补、通相结合，使补虚不恋邪，驱邪而不伤正，治疗子宫腺肌病，疗效甚佳，且经济实惠，方便易行。

（四）中医外治法使用注意事项

1. 中医外治法治疗子宫腺肌病的机制尚不十分明确，亦缺乏深入研究，故在治疗上还存在一定盲目性和随意性，也没有建立起统一的辨证论治体系。

2. 临床观察病例多采用内外合治之法，不能明确突出外治法的具体作用。外治方多采用经验方，剂型、剂量也不尽相同，缺乏科学论证与相对统一的处方。临床观察病例数偏少，缺乏多中心、大样本的随机对照试验。

3. 中医外治中药或敷料基质中还存在一定毒性或刺激性，如白芥子等，须注意患者皮肤的保护。可考虑结合现代医学研究成果，采用透皮吸收效果好、无刺激性的新型皮肤渗透促进剂（如氮酮）。

4. 注意月经期间的阴道出血，以及怀孕期间须仔细分析能否采用中医外治，避免对身体或胎儿造成危害。

六、针灸治疗

（一）针刺

目前临床针刺治疗子宫腺肌病，对该病的适应证型、治疗节点、治疗频率，以及治疗周期等方面存在较大差别。

1. 对治疗节点没有明确限制的针刺治疗方案　选穴为足三里、丰隆、太冲、三阴交、阴陵泉、血海、合谷、关元、中极、子宫、膈俞、肝俞、十七椎、肾俞、次髎进行针刺。每天针刺1次，留置30分钟，连续治疗3个月。

2. 对治疗节点进行限制的针刺方案　非经期与经期的穴位处方差别较大。

（1）非经期取穴：关元、子宫、三阴交、足三里，实证可配太冲、地机，虚证配血海、太溪。进行针刺治疗时患者取仰卧位，关元、子宫穴向下与皮肤呈30°角斜刺25～35mm；三阴交、足三里、血海、地机穴均直刺25～35mm；太溪、太冲穴均直刺 13～25mm。实证施以泻法，先深后浅，轻插重提，频率宜快；虚证施以补法，先浅后深，重插轻提，频率宜缓，每 10 分钟行针 1 次，每次 30 秒，留针 30 分钟，每周 2 次，2 次间隔 3～4 天。

（2）经期取穴：地机、三阴交、次髎、十七椎。针刺时选择腰骶部位的腧穴，患者取俯卧位，地机、三阴交刺法同非经期治疗操作；次髎穴向内下方与皮肤约呈 45°角斜刺 40～70mm，刺入骶后孔；十七椎穴直刺 15～35mm；各穴位行平补平泻手法，每 10 分钟行针 1 次，每次 30 秒，留针 30 分钟。从月经第 1 天至经血干净，每日针刺 1 次。

3. 辨证治疗 针对血瘀型痛经的选穴组方：关元、中极、气海、子宫、三阴交、足三里、合谷、地机、天枢、血海、内关、太冲；采用平补平泻法，每周治疗 3 次，每次 30 分钟，经期停止针刺，连续治疗 3 个月经周期。针刺干预子宫腺肌病的治疗一般为 3 个月经周期，腰骶部位的十七椎，以及次髎的选择频率高，是治疗痛经的经验效穴。此外经期是否应该停止治疗，不同的治疗方案对此的要求并不相同。

（二）穴位埋线

穴位埋线作为针灸治疗的一种手段，较传统针刺疗法具有一些优势。针刺疗法的治疗频率一般为每周 3 次，而穴位埋线可一周 1 次甚至时间更长，可节约患者的就医时间。穴位埋线选穴：气海、足三里、三阴交、血海、膈俞、关元、肝俞、脾俞、次髎、天枢、归来。埋线时用镊子夹取一段适合该穴位长度的羊肠线，从 7 号埋线针针口穿入后用针芯抵住，用右手拇、示、中指捏住针管，进针深度以穴位处肌肉丰厚程度为准（针刺角度皆为 90°），患者穴位产生酸、麻、胀、痛等针感后，左手拇、示指夹住针管，右手把针芯抵住羊肠线向前推，同时左手针管往后退，退出埋线针后针孔处以干棉签按压，再贴上穴位贴，防止出血；埋线 1 周 1 次，选择在月经结束后治疗，4 周为一个疗程，连续治疗 3 个疗程。

（三）隔药灸

隔药灸可温经散寒，祛瘀止痛，以"不通则痛"为立足点，着眼于"温""通"，采用温经散寒、活血调经、理气止痛之法治疗子宫腺肌病痛经。将熟附子、吴茱萸、延胡索、乳香、没药、食盐、冰片等按一定比例混合超微粉碎，密封保存；使用前用面粉和温开水调制成直径约 7cm、高约 2cm 的面圈，面圈中间有一圆孔，直径比患者脐孔略大 0.5cm（直径约 2cm），然后将面圈的边缘捏起，备用；取艾绒制成上尖下平的艾炷，艾炷要均匀紧实，大小一致，每柱燃烧 10～15 分钟。患者平卧，充分暴露脐部，将准备好的面圈置于患者脐上，使面圈中间的孔正对患者肚脐，取适量药粉填满肚脐和面圈内孔并压实，将艾炷放置于药粉上燃尽后另换一柱,每次治疗1.5小时;治疗完成用胶布将药粉封于脐中,24小时后揭下胶布,用温水清洗肚脐。每周治疗1次,连续治疗3个月经周期,经期停止治疗。

(四)温针灸

温针灸治疗子宫腺肌病痛经,有温经散寒、活血调经、理气止痛等功效,因而疗效显著。寒凝血瘀型子宫腺肌病痛经治疗方案:患者先取仰卧位,选取关元及双侧血海、足三里、地机、三阴交、子宫穴,直刺25～35mm,捻转泻法行针1分钟,在足三里、三阴交、关元穴区针柄上插入20mm×25mm艾条段,点燃艾条,艾条段燃烬约20分钟;然后患者取俯卧位,选取次髎穴,刺入40～70mm,捻转泻法行针20秒后起针;每周治疗2次,经期停止治疗,连续治疗3个月经周期。

不同兼证证型选取进行温针灸的穴位有所差别,基本穴位可取关元、气海、子宫、三阴交、地机。气滞型加支沟,血瘀型加血海治疗子宫腺肌病。行平补平泻提插捻转法,患者自觉酸胀感,并使下肢及腹部的穴位针感向下腹部、会阴部放射,在关元、气海、子宫的针柄上插上长约1.5cm的艾条,点燃,腹部放置艾灸盒行温和灸,留针30分钟后待艾灸燃尽后取针。于月经前7天开始治疗,月经周期第2天腹痛缓解时结束治疗,连续治疗3个月经周期。

为增强艾灸的温热效应,临床可将温针灸与隔药灸联合使用,取穴子宫和关元两穴进行温针灸,待艾段燃尽后更换下1柱,连续施灸2柱。将附子、熟地黄、吴茱萸、当归、川芎、茯苓、延胡索、乳香、没药、冰片等按一定比例混合超微粉碎,密封保存。患者取仰卧位,将制作好的面圈(面圈制作方法同隔药灸)放于患者脐上,将制备好的药粉倒入圆孔中,使其填满圆孔;将制备好的直径约1cm、高约1cm圆锥形艾柱放于药粉上,点燃艾柱,施灸2小时;灸毕后用脐贴将药粉固封于肚脐中,1天后揭下,用温水清洗肚脐。治疗期间禁食羊肉、海鲜等发物。

(五)针灸

针灸以温宫通血、行气化瘀为原则,采用温针电针相结合辨证治疗,在患者的排卵期与经前期进行治疗。具体方案为:第一组:①电针:足三里、丰隆、太冲、三阴交、漏谷、阴陵泉、血海;②温针:关元、中极、子宫、合谷。第二组:①电针:膈俞、肝俞、脾俞;②温针:十七椎、肾俞、次髎。两组交替治疗。月经第14天开始针灸治疗至月经来潮,每天治疗1次,连续治疗3个月经周期为1个疗程,共治疗1～2个疗程。

(张婷婷　庄梦斐　施茵)

第三节 介入治疗

一、超声消融治疗

超声消融（ultrasound ablation，UA），即高强度聚集超声（high intensity focused ultrasound，HIFU）治疗，是一种比较新颖的微创治疗方法，借助医学影像的引导，将体外的超声波束聚焦于体内的靶向组织，形成高能量的焦点，使靶向组织在短时间内发生凝固性坏死而不损伤其周围的脏器。在妇科领域，HIFU 主要被应用于子宫腺肌病和子宫肌瘤的治疗，对于寻求子宫切除术替代方案的女性来说，它被认为是一种保留子宫的新选择。

（一）超声消融治疗子宫腺肌病的原理

HIFU 结合了由压电或压电陶瓷换能器产生的多个超声束，这些超声束被引导到通常为 5mm 直径和 10mm 长度的小体积的三维焦点，其目的是将目标组织的温度升高并维持在 60℃ 以上超过 1 秒或更长时间，以引起凝固性坏死和细胞死亡。与此同时，超声波的机械效应、空化效应（细胞内的水在声压的影响下膨胀和收缩，并形成空化泡，空化泡突然坍塌并产生冲击波，附近的细胞等生物体产生严重损毁），以及对肿瘤血管的破坏作用也会导致组织破坏。

在消融的过程中，需要借助磁共振技术或超声技术，在图像引导下对高强度聚集超声束进行定位和监测。磁共振引导成像可实现出色的解剖分辨率和精确定位治疗目标。磁共振通过半实时温度图测定治疗热剂量，反馈局部能量沉淀信息，协助调整治疗剂量。磁共振可以及时、准确地评价超声消融效果，HIFU 治疗后的凝固性坏死区在 T_2 加权像显示为低信号，T_1 加权像为高信号，动态增强 T_1 加权像显示无强化。

目前，通过中国食品药品监督管理总局（CFDA）和 / 或美国食品与药品监督管理局（Food and Drug Administration，FDA）批准的超声消融治疗仪器有很多种，按照影像监控方式分为超声引导的 HIFU 治疗仪器和磁共振引导的 HIFU 治疗仪器。

（二）超声消融治疗子宫腺肌病的适应证和禁忌证

HIFU 治疗的选择标准因各个临床中心的经验而异。超声消融治疗子宫腺肌病的适应证和禁忌证总结如下：

1. 适应证 ①有显著临床症状的患者（痛经、月经量增多等）；②直径大于 3cm 但小于 10cm 的腺肌病病灶；③单层子宫壁增厚大于或等于 30mm；④声通道上无骨骼及其他含气器官遮挡；⑤机载影像学设备定位成功，能清楚显示病灶且治疗焦点能到达病灶内；⑥拒绝手术治疗或药物治疗失败者。

2. 禁忌证　①妊娠期女性；②已知或疑似广泛盆腔粘连，如有急性盆腔炎病史或大范围下腹部手术史；③疑似合并恶性肿瘤；④合并严重重要脏器疾病，不能耐受麻醉，不能俯卧 1 小时以上者；⑤严重腹壁瘢痕、腹部皮肤损伤、腹部抽脂术后；⑥声通道异物植入者：金属异物植入为磁共振引导下消融的绝对禁忌证。

有生育需求的患者一度被认为是 HIFU 治疗的绝对禁忌证，但随着 HIFU 治疗后妊娠结局的经验和认识的增加，一些临床中心可能允许有生育需求的女性接受 HIFU 治疗。2009 年起，FDA 不再将有生育需求列为 HIFU 的绝对禁忌证。腹壁组织较厚的女性被认为是 HIFU 的相对禁忌证，尤其是对于磁共振引导的 HIFU 机器而言，因为肥胖女性可能难以对病灶进行定位。

（三）超声消融治疗子宫腺肌病的疗效评价

超声消融术后子宫腺肌病的治疗效果评价主要包括病灶消融的范围和随后的症状缓解，以及持续或复发症状的再干预率。

超声消融术后，子宫腺肌病靶向病灶组织发生凝固性坏死，在超声成像或增强磁共振成像中表现为无灌注区。二维超声显示消融术后病灶的回声增高，彩色多普勒超声下可见内部血流信号消失。磁共振成像可以在消融术后的第 1 个 24 小时内进行检测，以确定非灌注体积（nonperfused volume，NPV）的量，这是评估病灶组织坏死的指标，也是后续治疗成功的标志。由于子宫腺肌病病灶和正常肌层的分界欠清晰，消融术后的无灌注区形态常常并不规则，准确判断体积需借助软件，三维重建以确定 NPV。对于规则的形态，可采用以下公式计算：$V = 0.523\ 3 \times D1 \times D2 \times D3$（$D1$：上下径，$D2$：前后径，$D3$：左右径）。

子宫腺肌病超声消融的目的是缩小病灶、缓解症状，以及改善生育条件。消融术后的临床评价内容包括症状改善情况及子宫恢复情况。痛经和月经量增多是子宫腺肌病最主要的临床症状。子宫腺肌病常采用视觉模拟评分法（visual analogue scale，VAS）用于疼痛的评估，0 分表示无痛；1～2 分表示轻度疼痛；3～4 分表示中度疼痛；5～6 分表示重度痛；7～8 分表示极度疼痛；9～10 分表示难以忍受的疼痛。月经量评分采用 5 级评分法：1 分表示不多；2 分表示有一点多；3 分表示较多；4 分表示很多；5 分表示量大。早在 2007 年，Fan 等人测试了使用磁共振引导的 HIFU 治疗仪器治疗子宫腺肌病的可行性，10 例有症状的子宫腺肌病患者接受了治疗，消融术后的平均 NPV 为（62.5±21.6）%，术后所有患者的症状均较前缓解，且无并发症。Cheung 等将 11 项关于子宫腺肌病 HIFU 治疗的研究结果进行了综述，其中 5 项研究涉及磁共振引导的 HIFU 治疗,6 项研究涉及超声引导的 HIFU 治疗。这 11 项研究中,有 10 项研究报告了消融治疗后月经减少的程度,分别为 12.4%～33.3%(术后 1 个月)、25.3%～80.8%(术后 3 个月),16.4%～52.4%(术后 6 个月)、24.9%～66.4%(术后 12 个月)、44.0%(术后 18 个月)及 44.8%(术后 24 个月)。有 7 项研究评估了根据经期疼痛评分确定的痛经减少情况:术后 3 个月为 25.0%～83.3%、术后 6 个月为 44.7%～100%、术后 12 个月为 64.0%～72.1%、术后 18 个月为 54.2% 和术后 24 个月 56.0%,几乎所有患者的痛经都较前有所减轻;有 5 项研究报告了 HIFU 治疗后子宫体积减小的程度,在术后 1～12 个月的随访期内,评估病灶组织坏死的指标为 12.7%～54.0%;有 7 项研究报告了消融术后的 NPV,平均值为 24.4%～62.5%。

HIFU 治疗子宫腺肌病疗效与多种因素相关。冯玉洁等指出 HIFU 治疗局限型子宫腺肌病的远期疗效优于弥漫型子宫腺肌病,近期疗效二者相当。Zhang 等总结了影响 HIFU 治疗效果的因素,包括子宫腺肌病的子宫位置、病灶位置、病灶种类、病灶体积、T_2W_1 病灶强化类型,以及高信号病灶数量、腹壁厚度和病灶与皮肤的距离都影响到了 HIFU 治疗的效果。一般来说,病灶越小、病灶相对局限、T_2W_1 呈现低信号、腹壁厚度小、病灶距离皮肤近,更容易取得较好的疗效。刘畅等的研究显示:子宫腺肌病磁共振成像中的 T_2W_1 低信号与等信号病灶体积消融率差异无统计学意义,而高信号或极高信号病灶需要更高的辐照时间、总消融剂量和能量效能因子,而病灶体积消融率更低,这表明磁共振成像中的 T_2W_1 高信号预示着子宫腺肌病治疗难度增加,消融效果也会下降。Liu 等一项纳入 230 例病例的子宫腺肌病 HIFU 治疗术后研究显示:HIFU 是一项有效保留子宫的治疗方法,消融率越高、患者年龄越大,越容易取得临床治愈,而体重指数越高和治疗功率越低则复发的风险越大。

(四)超声消融治疗子宫腺肌病的联合方案

子宫腺肌病需要综合治疗及长期管理。子宫腺肌病病灶多呈弥漫型生长,病灶边界不清,HIFU 治疗作为一种保守治疗方法治疗子宫腺肌病的疗效已被证实,但仍有复发率。HIFU 治疗能联合其他治疗手段,如左炔诺孕酮宫内缓释节育系统(LNG-IUS)、促性腺激素释放激素拮抗剂(GnRH-a)、地诺孕素、米非司酮等作为子宫腺肌病综合治疗和长期管理的有效方法。叶明珠等回顾性分析 2012—2015 年接受 HIFU 消融治疗的、有痛经症状的子宫腺肌病患者 477 例的临床及随访资料,比较仅 HIFU 消融治疗组、HIFU 联合 GnRH-a 治疗组、HIFU 联合 LNG-IUS 治疗组、HIFU 联合 GnRH-a 及 LNG-IUS 治疗组的疗效,并分析 HIFU 治疗子宫腺肌病痛经疗效的影响因素。研究发现,所有患者治疗后有效率随时间推移而下降,治疗后 3 个月有效率为 89.4%,12

个月为 84%，24 个月为 74.2%，总复发率为 12.9%；4 组患者治疗 3 个月后的有效率分别为：HIFU 治疗组为 83.7%、HIFU 联合 GnRH-a 治疗组为 100%、HIFU 联合 LNG-IUS 治疗组为 95%、HIFU 联合 GnRH-a 及 LNG-IUS 治疗组为 96.8%；复发率分别为：HIFU 治疗组为 19%、HIFU 联合 GnRH-a 治疗组为 19.4%、HIFU 联合 LNG-IUS 治疗组为 3.3%、HIFU 联合 GnRH-a 及 LNG-IUS 治疗组为 4.5%；因此，联合 GnRH-a 或 LNG-IUS 能提高 HIFU 治疗子宫腺肌病痛经的疗效，降低复发率。Pang 等纳入 766 例患者的荟萃分析显示 HIFU 联合 GnRH-a 治疗能更有效降低子宫和子宫腺肌病病灶体积并缓解症状，提示未来可以进一步探索 HIFU 与药物综合治疗腺肌病的方案。王小兰等研究发现 HIFU 联合 GnRH-a 治疗子宫腺肌病后，患者 CA125、PGF2α 水平下降，ADP 水平增高。时玲玲等对比单纯 HIFU 治疗和 HIFU 联合米非司酮治疗子宫腺肌病发现二者均能有效缩小病灶体积，改善临床症状，但是后者疗效更显著。

（五）超声消融治疗子宫腺肌病的安全性与并发症

目前已有多项研究证明 HIFU 治疗安全有效。Cheung 等纳入 11 篇研究包括 1 150 例患者的荟萃分析显示 HIFU 治疗子宫腺肌病的并发症是罕见的，11 项研究中有 5 项未报告不良事件或严重并发症，另外 6 项报告并发症的研究中，最常见的是阴道出血或血性分泌物，其他的并发症包括皮肤烫伤、下肢疼痛、骶尾部或臀部疼痛。随着 HIFU 技术的不断完善和进步，由于产生过多的能量，导致组织烧伤或能量积聚在不正确的部位或邻近的器官中，而导致的肠道损伤穿孔、膀胱损伤继发血尿等并发症是非常少见的。需要指出的是，HIFU 治疗中出现的不良反应在一定程度上与治疗强度和辐照时间呈正相关，与辐照间隔呈负相关。所以，在治疗过程中应保持与患者适当、及时有效的沟通，密切观察患者反应，比如皮肤灼烧感和骶尾部麻木感，在最大限度消融病灶的同时，利用安全声通道，随时调整治疗剂量和焦点位置，尽量减少不良反应出现。严重不良反应的发生率从 2011 年的 0.956 5% 下降到 2017 年的 0.285 2%，随着 HIFU 技术的发展和医师水平的进步，将来会有进一步下降。

（六）总结与展望

①子宫腺肌病存在局限型病变或弥漫型病变，HIFU 治疗可以在影像引导下准确消融子宫腺肌病的病灶，进而减轻患者疼痛症状，同时，不破坏子宫的正常肌层及内膜，保护卵巢功能，不影响其内分泌功能。HIFU 治疗作为一种无创治疗技术，为患者保留子宫和生育能力提供了最大的可能。②HIFU 治疗的优点是一次性治疗、安全性高，复发后可重复治疗，超声消融后复发也为其他治疗方式的选择保留了解剖基础。③HIFU 是一种新兴的无创治疗技术，

需要更多的合作研究进一步证实 HIFU 治疗子宫腺肌病的安全性、有效性和对妊娠的影响。④ HIFU 可以配合其他治疗方案联合治疗以增强子宫腺肌病的临床疗效，以 HIFU 作为关键步骤的子宫腺肌病综合管理方案仍待进一步探索。

二、射频消融治疗

射频消融术（radiofrequency ablation，RF），也称射频热凝固（radiofrequency heat-coagulation，RFHC），是利用 400kHz 以上的高频电磁波，作用于局部病变组织，使电能被组织吸收，病变组织带电荷离子分子高速运动，摩擦产生生物高热效应，达到 60～95℃的高温，使受热局部组织蛋白质发生不可逆的凝固、变性、坏死，最后被正常组织吸收或自动排出，从而达到治疗目的的一种手术方法。

（一）射频消融治疗子宫腺肌病的原理

1. 生物热效应使病变组织细胞直接热凝固变性、死亡。

2. 供应病灶的血管壁损伤，形成血栓、终止血供，从而使病灶组织缺血变性和坏死。

3. 由于热损伤，病灶局部发生炎症反应，急、慢性炎症细胞尤其是淋巴细胞浸润，加强了对局部病变组织的吸收。

4. 使病灶内的雌、孕激素受体，以及神经变性失活，阻止其继续生长。

（二）射频热凝固治疗子宫腺肌病的适应证和禁忌证

1. 适应证 ①已生育，有进行性加重的痛经症状，程度在中度以上，可伴有糖类抗原 125（carbohydrate antigen 125，CA125）升高。②妇科和 B 超检查均提示子宫饱满增大，且 <2.5 个月妊娠大小，B 超显示子宫肌层病变范围 <5.0cm（子宫前壁、后壁或宫底局部增厚，纤维紊乱增多或间杂多个小囊腔，病变基层厚度在 2.8～5.0cm 不等）和 / 或合并有肌瘤 / 腺肌瘤。合并盆腔子宫内膜异位症（巧克力囊肿）者已不是治疗绝对禁忌（后者可以经腹腔治疗）。③有生育需求者合并子宫腺肌病时慎做或禁做。

2. 禁忌证 ①生殖系统有明显的急性炎症或恶性肿瘤；②合并有症状性子宫肌瘤，特别是主要部分位于宫体轮廓之外的浆膜下肌瘤；③有其他严重疾病，例如严重的心、肺、肝、脑疾病和功能性障碍；④未生育者。

（三）射频消融治疗子宫腺肌病过程

1. 术前准备 ①明确子宫腺肌病诊断，包括性质、部位、大小和数量。②常规妇科检查有无其他妇科或盆腔疾病，以及严重的禁忌性内科疾病，必要时行子宫内膜诊断性刮宫做病理、超声、宫腔镜检查。③有明显生殖道炎症者需局部或全身抗炎治疗3天。手术在月经干净后3~7天内进行，给予阴道冲洗3天，术前15~30分钟肌内注射0.5~1.0mg阿托品和5.0~10.0mg山莨菪碱。

2. 手术操作 ①患者取截石位，将电极板置其腰骶部与皮肤接触，外阴消毒铺巾，打开电源，仪器功率参数预置在25~40W。②在B超监视下用探针探及腺肌瘤部位及其与宫腔的关系，缓慢将凝固器经过外阴口、阴道、子宫颈送达宫腔，刺入病变部位。③B超纵、横切面观察确定凝固器在病灶内，接通开关，使病变部位组织逐渐热凝固，在B超下显示病变部位逐渐变为强回声。

（四）射频消融治疗子宫腺肌病后续随访

随访项目包括记录月经量或不规则出血、痛经、用药等情况。妇科检查和彩色B超诊断病灶变化，不规则出血者进行诊断性刮宫做病理学检查。

复查时间分别在治疗后1~3个月，每月1次；4~12个月，2个月1次；1年后，3~6个月1次。

（五）射频消融治疗子宫腺肌病的疗效

子宫腺肌病治疗效果判别标准　治疗3个月后痛经、阴道不规则流血等症状消失、月经正常为治愈。B超诊断特点：在原病灶部位仍显示不同程度地增厚、纤维紊乱，但病灶直径小于原病灶直径，边界不规整或锯齿状，痛经变为轻度、月经正常为明显有效；重度痛经转为轻度、月经量较多或有不规则阴道出血视为治疗有效；症状如旧为无效。

尹格平等在2003年报道RFA治疗122例子宫腺肌瘤、56例子宫腺肌病患者，总有效率分别为93.3%、96.4%，术后2~3个月病灶直径不同程度缩小，痛经明显减轻或消失。冯莉等报道748例子宫腺肌瘤患者经RFA治疗后治愈率达93.32%，总有效率为98.66%，治疗效果同经腹手术及腹腔镜手术效果相当。此外，尹格平等曾进行关于射频热凝固治疗未孕子宫腺肌病/瘤患者的研究，共治疗22例子宫腺肌瘤、16例子宫腺肌病未孕患者，治疗有效率在子宫腺肌瘤中为90.9%，子宫腺肌病中为87.5%，治疗后6个月正常妊娠率分别为：腺肌瘤82.0%，子宫腺肌病56.3%。Lu Liu等人的一项荟萃分析表明，经RFA治疗的患者子宫体积减小率为44%，病灶体积减小率为61.3%，痛经缓解率为89.2%，提示RFA是治疗子宫腺肌病的有效和安全的微创疗法。

（六）射频消融治疗子宫腺肌病的并发症与防治

1. 术后出血　多因术中损伤血管造成，凝固病灶完毕后缓慢退出并凝固窦道，使穿刺部位血管闭合减少出血。

2. 下腹部疼痛　由于病灶凝固坏死刺激子宫痉挛引起下腹部疼痛，多数在12小时内缓解或消失，对症处理即可。如持续腹痛超过12小时，应严密观察生命体征,有穿孔可能。

3. 子宫、肠道等脏器损伤。

4. 类人工流产反应综合征 术中或术毕出现恶心、呕吐、面色苍白、头晕、胸闷、血压下降等症状,及时对症治疗可自行恢复。

5. 宫腔粘连 为远期并发症,发生原因为射频治疗损伤宫颈内口及术后未及时随访,导致内膜肉芽组织封闭子宫腔,造成宫腔积血。术后定期用探针探测宫颈管可防止宫腔内粘连的产生。

6. 若术中操作不当或治疗指征选取不当可造成子宫穿孔、肠管或膀胱损伤。

（七）射频消融治疗子宫腺肌病的局限性

1. 射频消融治疗子宫腺肌病无法获得组织送检,病变性质及程度等无法获得确切结论,依靠后续随访观察。

2. 射频消融治疗仍具有对温度的监测、瘤体体积过大导致疗效降低、术后复发,以及对妊娠影响的不确定性等问题。

三、子宫动脉栓塞术

子宫腺肌病引起进行性加重的痛经、月经量过多和不孕等临床症状,导致育龄期女性的生活质量和健康状况均受到严重影响。子宫腺肌病的传统治疗以手术为主,有病灶剔除术、子宫全切术等。单纯的病灶剔除术对弥漫型腺肌病治疗效果欠佳,且容易复发,而全子宫切除术又使患者丧失生育功能,同时给患者身心带来巨大的伤害。介入放射学迅速发展,已广泛应用于妇产科领域的诊断和治疗中,放射介入血管栓塞等技术以其操作简捷、创伤微小、定位准确、安全有效、并发症少等优势,迅速拓展了临床诊治范围,为妇产科疾病诊治提供了新的方法和手段。子宫动脉栓塞术(uterine artery embolization,UAE)作为治疗子宫腺肌病的新方法,特别被有保留子宫要求的患者所接受,疗效满意,开辟了保守治疗子宫腺肌病的新领域。UAE是血管介入放射治疗的一种,是在医学影像设备的指导下,结合临床治疗学原理,经血管采用导管导丝等对疾病进行治疗的技术。常采用Sledinger技术,在局部麻醉下选择一侧股动脉行穿刺术,在X线数字减影血管造影(digital subtraction angiography,DSA)的指引下将4.0～5.0F RS/RH/COBRA导管通过同轴导丝的引导,分别插入双侧子宫动脉,行子宫动脉造影观察子宫动脉的走行及子宫体病灶分布情况,超选择性插管至所需栓塞的血管并注入适当栓塞剂,栓塞后需再行DSA造影以证实栓塞是否完全。UAE通过栓塞子宫的供血动脉,使子宫内的病灶坏死、吸收、萎缩,从而达到治疗目的。

（一）子宫动脉栓塞术治疗子宫腺肌病的机制

子宫腺肌病是子宫内膜基底层的腺体和间质侵犯肌层，引起周围平滑肌和纤维结缔组织弥漫型或局灶型增生，并且异位内膜由于来自子宫内膜的基底层，处于增生期，间质可见螺旋小动脉。异位病灶经常沿血管分布，具有较为丰富的新生血管网，而且其内的血管密度高于在位正常内膜。上述病灶对缺血缺氧的耐受力差，但是正常子宫组织有丰富的血管交通网，正常子宫肌层对缺血缺氧有较强的耐受能力。将栓塞剂分别注入双侧子宫动脉，使其阻塞该动脉血流量，从而引起侵入子宫肌层的异位子宫内膜病灶组织发生缺血、缺氧损伤，进而发生急性坏死，继而溶解、吸收，最后病灶缩小甚至消失，而病灶的缩小使得子宫体积和宫腔面积缩小，能有效减少月经量，从而达到缓解症状的目的。正常的肌层组织由于侧支循环的建立而逐渐恢复正常供血，故而正常的子宫组织不受到明显的损伤。

（二）子宫动脉栓塞术治疗子宫腺肌病的适应证和禁忌证

UAE 通过栓塞双侧子宫动脉，导致异位病灶缺血、缺氧，发生坏死、吸收，从而达到减小病灶及子宫体积、减轻临床症状的治疗作用。医师需严格掌握其适应证和禁忌证。

1. 适应证 符合下述条件及其他任何 1 项均可选择行 UAE 治疗方法：①患者愿意接受 UAE 治疗，并理解可能的并发症；②无生育要求的症状性子宫腺肌病，包括痛经及月经量多；③非手术治疗失败、拒绝手术或有多次手术史而再次手术治疗难度大的子宫腺肌病患者；④ UAE 术后复发患者，经 CT 血管成像数字化三维重建提示子宫动脉已复通，无卵巢动脉参与病灶供血的患者可行二次 UAE 治疗。

2. 禁忌证 ①有介入治疗的一般禁忌证，如造影剂过敏、全身严重感染或穿刺点皮肤感染；严重的心、肝、肾等重要器官功能障碍无法耐受治疗；严重凝血功能障碍；严重的免疫抑制者。②月经期、妊娠期或哺乳期子宫腺肌病患者。③合并急性泌尿生殖系统感染者。④已知或可疑子宫腺肌病恶变，合并子宫及其他可疑或已知的恶性病变者，除病变引起急性大量子宫出血时可行介入治疗止血外，一般不行介入治疗控制其他症状。⑤经 CT 血管成像数字化三维重建提示病灶主要由双侧卵巢动脉供血者。⑥绝经后妇女患子宫腺肌病也应当避免行 UAE。

（三）子宫动脉栓塞术的术前影像学评估

1. 病灶评估 超声检查方便、价廉、易重复，为子宫腺肌病首选的影像学检查方式，可较清晰地显示与子宫腺肌病病理变化相应的声像图特征。经阴道超声检查诊断子宫腺肌病的灵敏度、特异度和准确率分别为 84.0%、91.9%

和 87.4%。MRI 由于其图像直观、无操作者依赖性、多参数多平面成像、自身的软件和硬件快速发展等优势，可作为子宫腺肌病最清晰和准确的评估方法，已经越来越多地应用于子宫腺肌病的诊断、分型及药物治疗后的连续监测，也有助于判断是否为恶变。

2. 血供评估 UAE 在妇产科中被广泛运用，学者们对子宫动脉血管网在 DSA 下的解剖形态也进行详细的研究，通过 DSA 血供特点将子宫腺肌病血供类型分为 I、II、III 型。I 型为双侧子宫动脉供血为主型，双侧子宫动脉的供血量均超过子宫体的 2/3；II 型为双侧子宫动脉供血均衡型，双侧子宫动脉的供血量达到或超过子宫体的 1/2 但未达 2/3；III 型为一侧子宫动脉供血为主型，一侧子宫动脉的供血量达到或超过子宫体的 1/2，另一侧未达 1/2。子宫腺肌病按血流丰富程度也被分为 3 型，富血流型：指动脉血管网的外层血管网丰富、内层血管网致密，病灶均匀浓染；一般血流型：指动脉血管网的外层血管网明显、内层血管网稀疏，病灶染色淡、有小片不均匀缺损；乏血流型：指动脉血管网的外层血管网稀疏、内层血管网较少显影，病灶部分染色、有较大片缺损。同时，CT 能清晰显示盆腔各级血管的情况，相比于 DSA 的有创性和滞后性，CT 血管成像结合数字化三维重建技术能在术前评估子宫腺肌病病灶的供血动脉来源，进行手术入路的规划，减少手术的盲目性，从而可提高手术成功率。对于 I 型和 II 型子宫腺肌病患者可于双侧子宫动脉均匀分配栓塞剂，但是对于 III 型患者，可在有子宫动脉供血的一侧行完全栓塞，而对侧进行适度栓塞，预防交通支的形成，以达到对病灶的完全栓塞。对于富血流型和一般血流型子宫腺肌病患者，UAE 术中需完全栓塞子宫动脉，并对异常的交通支也需进行栓塞，降低这部分患者的复发率。不同血流丰富程度的患者 UAE 术后痛经疗效趋势不同，富血流型和一般血流型患者近期痛经疗效较好，随着时间延长而逐渐下降，且术后 2 年容易复发；乏血流型近期痛经疗效较差，但此后疗效稳定，术后中远期疗效稳定，相对不易复发。可见，利用在体子宫腺肌病子宫动脉血管网分布情况，不仅可以指导 UAE 术中栓塞剂的大小和用量，也可用于预测 UAE 疗效。

（四）子宫动脉栓塞术的栓塞剂选择

用于 UAE 的栓塞剂种类众多，总体可分为可吸收和不可吸收两种，国内外报道较多的包括聚乙烯醇（polyvinylalcohol，PVA）颗粒、三聚明胶海绵微球（triscrylgelatinmicrospheres，TAGM）及明胶海绵颗粒（gelfoam，GF）等。栓塞剂颗粒大小是 UAE 治疗的另一关键因素。常用的栓塞剂颗粒直径 300～900μm。一般认为疗效与栓塞剂颗粒大小呈反比，即栓塞剂颗粒越小，UAE 术后效果越好。研究结果显示，栓塞剂颗粒大小的不同分组间术后 3 年内疗效差异无统计学意义,但从术后4年以上疗效来看,颗粒直径300～500μm的栓塞剂疗效好于＞500～700μm及＞700～900μm的栓塞剂,＞500～700μm与＞700～900μm的栓塞剂之间差异无统计学意义。栓塞程度分为完全性栓塞和不完全性栓塞两种。不完全性栓塞是尽可能地只栓塞病灶的血管网而不栓塞子宫的正常血管网,在DSA中影像学表现为病灶血管网全部或部分消失,子宫的血管网存在,子宫动脉显影。完全性栓塞是将栓塞剂尽可能多地释放,将病灶血管网和子宫动脉对病灶主要供血的分支动脉主干完全栓塞,在DSA中影像学表现为病灶染色完全消失,子宫动脉的主干仅部分显影或完全不显影。而子宫腺肌病由于内层血管网较为细小,外层血管网不明显,为达到较好的栓塞效果可适当选择较小颗粒的栓塞剂,建议完全性栓塞。

(五)子宫动脉栓塞术的并发症

根据UAE后并发症发生的时间顺序,可分为3类,即术后24小时以内的并发症、早发型并发症和迟发型并发症,以提醒临床医师选择此术式需严格把握适应证,在术后对患者不同阶段出现的异常情况进行及时诊断和治疗。

1. 术后24小时以内的并发症 术后24小时以内的并发症发生率较低,多与UAE的穿刺操作、造影剂或栓塞剂过敏以及异位栓塞有关。

(1)与UAE穿刺相关:包括腹股沟血肿、动静脉瘘和假性动脉瘤等。穿刺相关并发症与患者血管走行异常、术者的操作技术及术后穿刺部位的压迫有效性等相关。

(2)与造影剂或栓塞剂过敏相关:介入治疗中的过敏反应在临床上并不常见,主要表现为皮疹、皮肤潮红或荨麻疹;严重时出现面部浮肿、恶心、呕吐、喉部水肿、呼吸困难,甚至发生过敏性休克。

(3)与异位栓塞相关:通常比较严重。主要包括盆腔器官异位栓塞、下肢动脉栓塞和肺动脉栓塞等。异位栓塞多与血管间异形交通支的存在、栓塞剂的选择,以及注入栓塞剂的力度等因素相关。

2. 早发型并发症 术后24小时至术后1周内发生的并发症,称为早发型并发症。

(1)栓塞后综合征:UAE的栓塞后综合征包括发热、疼痛、恶心、呕吐、乏力等。

(2)感染:UAE并发子宫感染罕见,但关于UAE并发脓毒血症,可检索到一些个案报道。UAE的感染原通常来自下生殖道的逆行感染。此时由于子宫缺血,抗生素不能通过血液循环进入子宫,故UAE后并发的感染较难控制。

3. 迟发型并发症 术后1周发生的并发症为迟发型并发症,UAE主要的迟发型并发症有如下几种:

（1）宫腔粘连：主要机制为 UAE 后子宫严重缺血，子宫内膜基底层全部或部分破坏，继而发生宫腔粘连。

（2）严重的子宫内膜感染：这种严重的感染通常继发于子宫内膜坏死。

（3）卵巢功能下降：多数认为 UAE 对女性卵巢功能存在一定的影响，并且这种影响的程度与年龄相关，年轻女性的卵巢功能更易得到恢复。

（4）盆腔周围脏器缺血坏死：多因异位栓塞所致。

UAE 治疗子宫腺肌病是一项微创、有效的治疗方法，但在临床应用中还需遵循循证医学的原则，进行多中心、多学科的联合研究，以获得科学、严谨的资料指导临床治疗。

（许 泓 孙 峰）

第四节 手术治疗

随着影像学技术快速发展和对子宫腺肌病的深入认识，大多数子宫腺肌病可获得早期诊断和早期治疗，虽然药物治疗和非手术治疗占比逐渐增加，但手术治疗仍然是该病的主要治疗手段。因为，临床上有很多患者对药物治疗不敏感或无效，或出现不能耐受的并发症，不能或不适合长期药物治疗；对于接受非手术治疗的患者，据报道部分患者会出现复发，后续需要手术治疗的比率并不低。而手术治疗可以直接切除病灶，明确病理类型，显著减轻子宫腺肌病相关的疼痛，减少月经量，改善贫血，所以手术治疗依然具有不可替代的作用。

子宫腺肌病的手术治疗包括根治性手术治疗和保守性手术治疗两大类。手术方式的选择主要综合考虑患者年龄、临床症状、生育要求、子宫大小、病变部位与范围，患者以往治疗情况和效果，外科医生自身手术技能等多方面因素。对于保守性手术治疗的患者还要考虑手术后长期巩固治疗，以及对有生育要求的患者开展促进生育处理和妊娠后的孕期管理。因此，子宫腺肌病的手术治疗不仅仅是独立的治疗手段，更是综合治疗的一个重要环节。

一、子宫腺肌病的根治性手术治疗

子宫腺肌病的根治性手术包括子宫切除和 / 或双侧卵巢的切除。前者主要着眼于病灶本身，而后者是对维系病灶的性激素进行干预，都可以起到对疾病及其症状的抑制性管控，达到彻底治疗目的。

（一）子宫全切术

子宫全切术是目前指南和教科书上推荐的子宫腺肌病根治性手术方式，

通常也是子宫腺肌病治疗的最后选择方式。

手术适应证为：①年龄较大没有生育要求者。②症状严重且多种药物治疗不理想或无效；非手术治疗无效；手术病灶切除治疗后复发；或不愿意选择非手术治疗、手术病灶切除方式。③子宫合并其他疾病，比如子宫内膜增生性疾病、子宫肌瘤等，同时也需要切除子宫者，才考虑做子宫全切术。

子宫全切术可采用开腹手术、腹腔镜手术、经阴道手术，术式的选择要综合考虑患者病情、手术医生的技术特长、所在医院条件等而定。按照微创的理念，阴式子宫全切术应该是最好的术式。经过人体自然通道切除子宫相对损伤少，不留瘢痕；子宫腺肌病的子宫体积通常比较大，质地比较硬，盆腔粘连多见而且比较严重，在分离过程中容易损伤周围器官，对术者是较大的考验，需要施术医生掌握较好的阴道手术技巧。如果患者既往有多次手术史，考虑切口、腹壁、肠道等粘连非常严重，损伤脏器机会很高，则要考虑开腹手术；如果医院没有腹腔镜器械，那也只能采用开腹或经阴道手术方式。目前子宫全切术多数采用腹腔镜方式，包括机器人辅助手术，是妇科主流手术模式。

为了实现子宫切除手术治疗最优化，对子宫体积较大而且活动度较差的患者，尤其是同时合并有贫血、子宫内膜异位症的患者，可以在术前给予 GnRH-a 或米非司酮等治疗 3~4 个月后再进行手术，这样术前处理可以获得两个好处，首先是如果患者合并有贫血，术前给予药物处理后患者通常处于 3~4 个月的闭经状态，其血红蛋白会迅速上升，贫血得以纠正，全身状态改善，可显著提高患者手术耐受性，有利于患者手术后尽早康复；其次是术前给予药物处理后，患者的子宫通常可以明显缩小，可使部分原来不能进行微创手术的患者获得微创手术机会；部分原先可采用微创手术者由于子宫体积减小、粘连改善，也能缩短手术时间，减少手术并发症，从而加速患者手术后康复。

（二）子宫次全切除术

从严格意义上讲，对子宫腺肌病患者实施子宫次全切除手术还不是根治性手术。但有相当多的患者希望保留子宫颈要求行子宫次全切除术，实际上也有部分手术医生认为施行子宫次全切除手术能治愈子宫腺肌病。这主要是基于对子宫腺肌病疾病认识和对子宫颈切除带来的各种担忧。可能的原因包括：①患者希望保留子宫颈是因为担心子宫颈切除会导致盆底功能缺陷，容易出现膀胱、直肠等脏器脱垂和张力性尿失禁，影响生活质量；同时可能会缺乏性高潮导致夫妻性生活质量的下降。事实上，很多的医学研究已经显示，子宫全切术与子宫次全切除术两者术后性生活、盆底功能，以及泌尿道和肠道功能没有明显差异。②许多人认为子宫腺肌病病灶局限在子宫体部，很少累及子宫颈，因此保留子宫颈没有问题。实际上，子宫腺肌病病灶多数都是弥漫型分布，子宫颈累及的概率为 10% 左右。张信美等曾经对 208 例子宫腺肌病行子宫次全切除的宫颈残端患者进行检查，发现 12% 的患者残端可以找到子宫腺肌病病灶。③对于合并有盆腔子宫内膜异位症的患者，尤其是 DIE 患者，其病灶位于宫骶韧带和后穹窿处多见，仅仅行子宫次全切除术，导致深部浸润的部分病灶不能完全切除，容易出现症状没有改善或后续复发。④许多人忽略了残留的子宫颈后续有发生宫颈残端癌的可能。研究显示，保留的子宫颈发生病变的概率不低，如果后续需要手术切除，宫颈残端切除的难度大大升高。

因此，子宫腺肌病的根治性治疗首先推荐子宫全切术。当然，如果因为各种因素导致无法实施子宫全切术，那么退而求其次行保留宫颈的次全切除术也是可以的。子宫次全切除术方案注意事项包括：①术前的详细评估，尤其是子宫颈是否有子宫腺肌病病灶浸润及深度，其后方浆膜层是否有子宫内膜异位症病灶的浸润粘连，做好膀胱、肠道等是否累及的评价，以及手术中预案。②开腹手术可以进一步通过触诊探查子宫颈的质地及周围粘连情况，尽可能分离暴露双侧输尿管走行和膀胱界限，分离后穹窿和肠道粘连部位，最大限度切除宫颈病灶减少残留；如果采用腹腔镜手术，建议不要采用宫颈套扎法，这种方法容易导致更多的宫颈组织保留，子宫腺肌病病灶残留的机会也更多，通常建议在暴露子宫血管后予以缝扎或凝闭，然后再锥形切除子宫颈。如果认为还有较多子宫腺肌病病灶无法切净，术后可加用药物治疗。

（三）双侧卵巢切除术

手术切除双侧卵巢导致体内雌激素急剧下降至极低的水平，迅速出现医源性的绝经状态。由于子宫腺肌病是一种雌激素依赖性疾病，低雌激素水平导致子宫腺肌病病灶萎缩，症状明显改善或消失，能达到治愈子宫腺肌病的目的。但是，手术切除双侧卵巢引起的医源性绝经会导致一系列围绝经症状，包括严重的血管舒缩功能障碍、心血管疾病发生增加、骨质疏松容易骨折等严重影响患者的生活质量。因此，临床上治疗单纯子宫腺肌病很少采用双侧卵巢切除去势术。

手术适应证：①子宫腺肌病患者年龄较大（一般大于 45 岁），临床疼痛症状严重且保守性手术与药物治疗失败；②子宫腺肌病患者年龄较大，合并子宫内膜异位症导致冰冻骨盆，或合并子宫内膜异位症多次复发者；③子宫腺肌病患者年龄较大且病情严重，又合并心肺等重要器官不能耐受较长时间手术者。

切除双侧卵巢手术本身并不难，但此类患者通常盆腔粘连比较严重，手术中需要充分分离周围粘连组织，包括盆壁腹膜、肠道、输尿管等重要器官。

务必注意同侧输尿管的走行，必要时分离暴露输尿管并进行确认以避免其损伤。充分游离卵巢组织，打开卵巢悬韧带，暴露卵巢血管并进行电凝或缝扎或血管夹处理。暴露卵巢固有韧带同法处理。切除卵巢过程中，由于粘连容易导致部分卵巢组织残留，后续有可能出现残余卵巢综合征。因此，手术中尽可能做好粘连分离以期切除彻底。根据卵巢癌和输卵管癌的发病机制研究和临床观察，建议双侧卵巢切除手术同时预防性切除双侧输卵管。

二、子宫腺肌病的保守性手术治疗

《孝经·开宗明义》有云"身体发肤，受之父母，不敢毁伤，孝之始也"。中国传统观念对身体器官的完整性非常重视。现代女性对生活质量的要求越来越高，对保留身体器官，尤其是生殖器官的需求越来越强烈。另一方面，子宫腺肌病发病年龄越来越年轻化，初次生育年龄却逐渐推迟，这种矛盾的要求，给予子宫腺肌病患者更多子宫保留的机会。这些多方因素促使保守性的子宫腺肌病病灶切除术逐步成为最主要术式，也是近期临床研究的热点和难点。

Kishi 提出的基于磁共振成像（MRI）的四型分类法对于病灶切除手术的方式具有重要的指导价值。

（一）子宫腺肌病局限病灶切除术

Ⅲ型子宫腺肌病由于病变范围相对局限，周围边界较清楚，可以采用腹腔镜或开腹方式，类似于切除子宫肌瘤的方式予以剔除，手术治疗效果好。为了尽可能剔除所有病灶，手术中要注意距离病灶外 2mm 处进行切除，可以使用剪刀或电刀锐性分离切除，切除后创面用 1-0 可吸收线兜底缝合止血。对于无生育要求者，术后建议药物长期管控，可以选择左炔诺酮宫内缓释系统或孕激素药物。如果有生育要求者，建议使用 3～6 个月的 GnRH-a 或高效孕激素治疗，然后进行自然试孕或辅助生育治疗。Takeuchi 等报道 9 例囊性子宫腺肌瘤采用腹腔镜下病灶剔除术，术后有生育要求的 3 例患者中 2 例妊娠，均足月分娩。张信美等曾经对 1 例 32 岁的囊性子宫腺肌病伴不孕患者行腹腔镜下病灶切除术，术中见一个直径 5cm 病灶位于右侧子宫前壁靠近右侧输卵管间质部向宫腔内凸起，手术中仔细完整剔除后给予 GnRH-a 治疗 6 个月，术后 2 年怀孕且足月自然阴道分娩。

Ⅱ型子宫腺肌病病灶主要靠近浆膜层，相对远离子宫内膜，如果病灶不大且相对边界清楚，也可以采取局限性病灶切除术，手术以尽可能切除病灶为优选。腹腔镜手术经验丰富的施术者可以选择腹腔镜或机器人辅助手术，但是如果患者仍然有生育要求，而且病灶相对广泛、对手术中子宫重建缝合要求比较高的，建议开腹手术。手术中注意保留子宫浆膜面组织，避免切除过多而无法对合或对合后张力过高不容易愈合导致局部缺陷，为后续生育遗留较高的子宫破裂的潜在风险。通常建议这部分患者在妊娠计划前再次行 MRI 评估局部愈合的情况。

多数文献报道认为局限型子宫腺肌病患者手术后能有效缓解症状，对于有生育要求的患者能促进妊娠、改善生育。至于有生育要求的子宫腺肌病病灶切除手术后多久可以妊娠，目前没有统一的标准。如果单纯Ⅲ型子宫腺肌病病灶切除或病灶范围较小手术没有达宫腔者可以术后 3～6 个月妊娠；如局灶型病灶比较大或是多个病灶切除又穿透子宫腔，一般建议术后 1 年妊娠并做妊娠前评估。需要告知患者手术后妊娠均有发生子宫破裂的风险，手术后时间间隔越短的妊娠发生子宫破裂的风险越高。此外，术者缝合技术也是术后妊娠时发生子宫破裂的关键因素。因此，对于有生育要求的子宫腺肌病患者行保守手术最好是由经验丰富的妇科医师团队施行。

（二）子宫腺肌病弥漫型病灶切除术

子宫腺肌病多数是弥漫型病灶，引起子宫壁明显增厚导致子宫增大，出现明显痛经或疼痛，同时对生育造成很大影响。但是病变弥漫分布而且与正常肌层没有明显而规则的分界，导致切除病灶非常困难，切除后子宫的修复也是非常大的挑战。因此，妇科医生面对弥漫型子宫腺肌病感到非常棘手。近年来，很多学者开展了多种保守性手术式进行尝试获得成功，所以弥漫型子宫腺肌病的病灶切除术逐步成为多数医生和患者的选择。下面就临床比较经典和常用的式式进行分述。

1. 病灶楔形切除术 一直以来，子宫腺肌病病灶楔形切除术被认为是经典的治疗弥漫型子宫腺肌病保守性手术方式。实际上，如果病灶相对局限也是可以采用这种手术完成的。手术步骤主要包括在子宫前壁或后壁中间做一纵行或横行切口，然后直接做楔形切除，仔细辨识子宫腺肌病病灶和子宫肌层，片状切除病灶并尽可能多保留邻近正常子宫肌层，最外层子宫浆肌层保留 5mm 左右。如子宫腺肌病病灶累及对侧肌壁，切口跨过宫底到达对侧，推荐多层缝合肌层并间断缝合子宫浆膜层，力争做到手术切口不留死腔，避免术后局部血肿形成。

子宫腺肌病病灶楔形切除术主要针对弥漫型子宫腺肌病，腹腔镜下手术比开腹手术发生病灶残留的概率比开腹手术要高，导致手术切口缝合时容易撕脱，难以收紧病灶，造成缝合部位对合不理想难以愈合，是术后妊娠子宫破裂的主要原因。因此，如果患者术后有生育要求最好优选开腹手术。罗新等观察 15 例不要求生育的弥漫型子宫腺肌病患者应用病灶楔形切除术治疗，结果 86.7% 患者月经明显减少，2 例患者出现闭经；90.0% 患者疼痛获得缓解；

无手术并发症。伊朗学者研究 103 例子宫腺肌病患者采用病灶楔形切除术治疗，术后其痛经和月经过多症状均明显改善，只有 1 例子宫腺肌病患者复发。其中 70 例患者术后试孕，21 例尝试自然受孕，49 例进行辅助生殖技术助孕，结果 30% 患者成功受孕，其中 16 例患者足月活产。综上说明，子宫腺肌病病灶楔形切除术是一种相对安全有效的治疗手段，不仅能减少月经过多和减轻痛经，且能部分改善子宫腺肌病生育结局。

2. 横"H"形切口病灶切除术 该手术方式由日本 Fujishita 等报道应用治疗弥漫型子宫腺肌病。该手术步骤是采用一个垂直和两个横行水平切口，与传统病灶楔形切除术式相比，由于增加了切口，因此能更加充分暴露并剔除肌壁间广泛存在的子宫腺肌病病灶，有利于术者触摸甄别病变组织和正常肌层，缝合止血相对容易；更重要的是横"H"形切口能降低术中缝合修复的张力，有利于保护子宫血供。但是，横"H"形切口病灶切除术手术时间更长，切除的病灶组织体积更大，症状改善更好而且复发相对少，术后妊娠率更高。因为对缝合要求比较高，镜下实施难度较大，一般推荐开腹手术完成。鉴于临床报道较少，该术式还有待于扩大样本进一步研究。

3."U"形病灶切除术 对于无要求生育而要求保留子宫的子宫腺肌病患者，则彻底切除病灶以解决其临床的疼痛和 / 或月经过多症状，而不强求病灶切除术后重建子宫结构的完整性，只要尽可能保留或至少部分保留其子宫的生理功能即可。"U"形子病灶切除术主要彻底切除肌层内的子宫腺肌病病灶，留下相对菲薄的子宫内膜层与子宫浆膜层缝合重建子宫。由于切除彻底性要求，子宫肌层的组织维持在 5～10mm 即可。该手术方式主要难点是重建子宫过程中子宫浆膜层和子宫内膜层之间的缝合，缝合时一定要严密不留死腔，防止后续感染和出血。该术后患者的临床症状包括痛经和 / 或月经过多改善良好，部分患者术后可能出现闭经或不规则阴道点滴出血。总体来讲，如果子宫腺肌病患者有保留子宫但不生育的需求，"U"形病灶切除术不失为一种有效的保守性手术方式。国内王斌等报道 218 例弥漫型子宫腺肌病患者采用"U"形病灶切除术，所有患者手术全部成功，术中出血最多达 150ml，术后半年内月经量减少，痛经全部消失。但术后患者的子宫完整性已破坏，患者不再有生育的机会。

4. 三瓣法病灶切除重建术 简称三瓣法，是子宫腺肌病病灶切除后通过三叶皮瓣缝合重建子宫结构的一种保守性手术。日本 Osada 等首先应用三瓣法病灶切除术治疗子宫腺肌病获得成功。手术中重建子宫步骤相当困难，一般建议开腹完成。该手术步骤包括：打开子宫两侧阔韧带并置入橡皮止血带临时阻断宫旁血管；沿矢状面中线在子宫前后壁对半切开子宫直至子宫腔，切除子宫腺肌病病灶时术者可置入手指于宫腔,指示并保护双侧输卵管间质部和开口;在切除子宫腺肌病病灶时,需注意保留子宫内肌层与子宫外肌层的厚度要达到 1cm;缝合子宫内膜层封闭子宫腔;缝合一侧的子宫前后方向浆肌层,并电凝破坏浆膜,然后对侧的子宫肌壁覆盖其上并缝合紧密,重建子宫结构(见图 7-4-1)。Osada 等报道 104 例严重弥漫型子宫腺肌病患者,经三瓣法病灶切除重建术后 2 年,结果所有患者的痛经与月经过多症状均显著改善。术后随访 10 年,仅 3.8%(4/104)患者出现痛经症状复发。26 名有生育要求的患者术后有 16 名成功妊娠,而且有 14 名患者足月妊娠,顺利分娩,未出现子宫破裂。该术式从保留子宫结构的完整性角度来看,可以在尽可能切除子宫腺肌病病灶的同时重建子宫,有效降低术后妊娠时子宫破裂的风险,而且显示了对症状的有效控制。

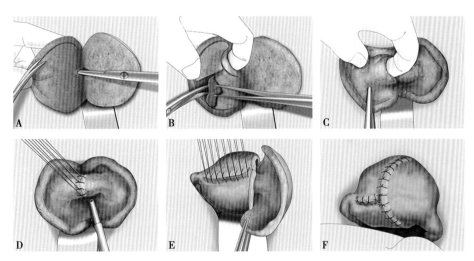

图 7-4-1 三瓣法缝合技术示意图

A. 在中线矢状面切开子宫平分两半;B、C. 打开子宫腔术者手指放入子宫腔做指示,切除子宫腺肌病病灶,保留子宫肌层组织厚度 1cm,同时避免损伤输卵管间质部;D. 3-0 缝合封闭子宫腔;E. 子宫一分为二的一侧前后面的子宫肌层和浆膜层皮瓣对合缝合;F. 子宫壁的对侧以覆盖它的方式覆盖在重建的那一侧重建子宫。

5. 双瓣法病灶切除重建术 简称双瓣法。三瓣法技术具有病灶切除彻底、术后子宫结构修复完整性好的优点,但是由于缝合的难度,似乎很难在腹腔镜下完成。为了发挥其优点,弥补其缺点,浙江大学医学院附属妇产科医院张信美等对三瓣法技术进行改良,应用双瓣法在腹腔镜下完成。具体手术步骤如下:子宫体部注射稀释的垂体后叶素 6~12IU,从子宫底部正中纵行切开子宫壁直达子宫内膜进入宫腔,前后壁根据病灶部位酌情切开直达病灶最低端。如果患者术后要求生育，则必须保留双侧输卵管间质部和宫角完整性，同时尽量保留子宫内膜，至少使子宫内肌层与外肌层达 1cm 的厚度；如患者术后不要求生育，则以病灶尽可能彻底切除干净为总目标。子宫腺肌病病灶切除后，靠近子宫颈部位可进行直接对合缝合，在此水平以上则应用双瓣缝合，即把一侧的子宫浆膜层（包括子宫肌层）皮瓣（第一皮瓣）缝合进入对侧子宫浆膜层（包括子宫肌层）皮瓣（第二皮瓣）内，形成第二皮瓣覆盖第一皮瓣之上，在进行这个操作之前，破坏第一皮瓣的浆膜层，从而重建子宫的结构（图 7-4-2）。患者术后给予 6 个月的 GnRH-a 治疗，患者的痛经与月经过多症状改善率达 90% 以上，随访 2 年有 5 例成功妊娠足月分娩，没有发生 1 例子宫破裂。通过对 137 例患者的随访分析，显示 40.9% 患者获得妊娠。另外，韩国个例报道机器人辅助下腹腔镜双瓣法切除子宫腺肌病病灶也获得成功。根据经验，在病灶切除后给予 6 个月的 GnRH-a 治疗后再放置左炔诺孕酮宫内缓释节育系统可巩固手术疗效，同时不影响促排卵的过程。

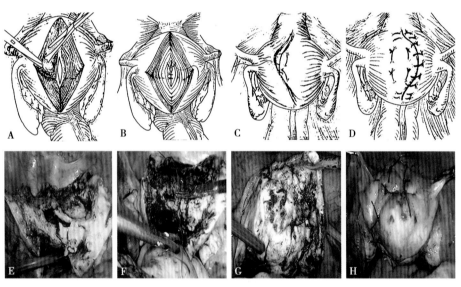

图 7-4-2　双瓣法技术示意图与镜下观

A、E. 应用 Osada 技术切除子宫腺肌病灶后；B、F. 3-0 可吸收线缝合封闭子宫腔；C、G. 子宫一侧的皮瓣缝合进入对侧子宫壁皮瓣内，使之被覆盖；D、H. 子宫壁的对侧以覆盖它的方式覆盖在重建的那一侧皮瓣上重建子宫。

据文献报道，子宫腺肌病病灶手术切除后 2 年的复发率在 3.8%～50% 之间，术后复发因素很多，包括子宫腺肌病类型、疾病的严重程度，以及患者的治疗依从性等。但子宫腺肌病病灶手术的彻底性是最直接影响手术疗效及术后的复发率。

（三）宫腔镜下子宫腺肌病病灶切除术

对于单纯的Ⅰ型子宫腺肌病，其病灶位于子宫内膜黏膜层下的子宫结合带或肌层内，除了痛经以外，主要影响子宫内膜表现为月经过多继发贫血。由于此类病灶靠近子宫内膜层，如果实施腹腔镜手术时因为病灶位置深，比较难以找到确切位置，而且术中出血容易影响镜下判断正常组织和子宫腺肌病组织，因此，对于有生育要求者建议行开腹手术剔除病灶，手术会更加精准；如果无生育要求者可以采用宫腔镜下子宫腺肌病病灶切除术。

宫腔镜下子宫腺肌病病灶切除建议在超声监测下进行。超声检查可在术中实时提供病灶部位和器械定位信息，这样能使施术者快速进行电切手术，缩短手术时间，因为子宫腺肌病的病灶周围血供比较丰富，手术时间延长容易出现水中毒。另外，超声能明确病灶是否切除干净，同时提醒子宫肌层距离浆膜面厚度，减少子宫穿孔的机会。

这种手术方式能有效改善痛经和月经过多情况，但是有两个缺点：其一整个子宫腔体积可能较大，术后部分患者还存在经量较多情况；其二对子宫内膜组织破坏明显，后续几乎丧失生育机会，而且有部分患者出现宫腔粘连情况。

（四）子宫内膜去除术

子宫内膜去除术是指采用破坏或切除子宫内膜全层及其下方的浅肌层组织，防止子宫内膜再生的治疗方式，达到控制子宫过多出血，使月经量明显减少甚至导致闭经，其作为治疗异常子宫出血的保守性手术已经广泛运用于临床。这种手术用于治疗子宫腺肌病主要针对无生育要求的，以月经过多、月经延长、不规则子宫出血、继发贫血为主要症状者。因为子宫腺肌病患者月经改变其主要原因是子宫内膜面积增大而且剥脱不同步，子宫收缩不良影响螺旋动脉闭合，局部凝血机制障碍等，也属于异常子宫出血的范畴。另外，对于部分合并内外科疾患如心肺肾功能不全、血小板功能异常、血液肿瘤的子宫腺肌病患者，子宫内膜去除术，为此类高危患者提供了一个微创选择手段，减少了子宫切除及其相关围手术期风险。子宫内膜去除术对子宫内膜的破坏是不可逆的，将导致永久丧失生育能力，因此，要告知患者尽管保留了子宫但后续无法生育的情况。

子宫内膜去除术经历了两代的发展，其第一代子宫内膜去除术是在宫腔镜直视下操作，取得子宫内组织进行病理学诊断，同时可以处理子宫内膜息肉、黏膜下肌瘤等宫腔内占位性病变，但有子宫穿孔、水中毒、空气栓塞、大出血等并发症可能。第二代子宫内膜去除术在非直视下进行，应用特殊的器械装置，直接对子宫内膜进行破坏处理，相对手术难度小，学习曲线短，并发症发生率低，可在日间手术或门诊进行，且治疗效果不亚于第一代技术。因此,对于子宫腺肌病希望保留子宫的患者,可以选择子宫内膜去除术,但鉴于其宫腔往往增大,而且多有变形,建议子宫内膜去除术前术后均给予宫腔镜检查,优势在于术前有助于获得内膜标本以排除增生和恶变,有助于对宫腔形态进行评估选择不同的去除方法,且术后有助于评估内膜去除的质量控制,决定是否需要多次补充实施,以及是否放置宫内节育器等。

第一代子宫内膜去除术包括激光法子宫内膜去除术、经宫颈子宫内膜电切术,滚球电凝子宫内膜去除术三种。利用激光或高频电流对子宫内膜的功能层、基底层及其下方 2～3mm 的肌肉组织进行破坏烧灼,从而达到减少或无月经的治疗效果。综合文献报道,术后的闭经率可以达到 40% 以上,月经减少率 90% 以上,因此治疗效果比较确切。Preutthipan 等回顾性分析 190 例子宫腺肌病患者因月经过多和 / 或痛经接受滚球电凝子宫内膜去除术的治疗,随访时间 1～10 年,有效率为 98.4%(187/190),闭经率 30.5%(58/190),其中 86.8% 的患者痛经缓解甚至无痛经,表明月经过多、痛经的子宫腺肌病患者给予滚球电凝子宫内膜去除术治疗是有效和安全的,可以减少子宫切除概率。目前第二代子宫内膜去除术包括热球子宫内膜去除术、热水循环子宫内膜去除术、子宫内膜射频消融术、微波子宫内膜去除术、冷冻子宫内膜去除术、受控阻抗子宫内膜去除术六种方法。第二代技术将热能、射频、低温、微波、电磁波导入宫腔,致使子宫内膜破坏受损子宫内膜不能再生,通常深度可以达到子宫黏膜下 3～5mm。根据文献综合报道,术后 1 年随访,总有效率为 90%～96%,闭经率 30%～70%,满意率达到 90% 以上。

有研究显示,如果对子宫肌层深部的内膜腺体破坏不足往往导致治疗效果不佳,容易失败;如果子宫腺肌病患者合并较为严重的痛经,单纯子宫内膜去除术也容易失败;因此,选取合适的患者及正确的手术操作是手术成功的关键。对于这些情况,首先需要对内膜去除后进行宫腔镜直视评价,如果有处理不充分的部位,可再次进行去除处理或换其他手段完成;可同时放置左炔诺孕酮宫内缓释节育系统,以期获得更好的治疗效果。楼俊瑶等回顾性对照分析子宫腺肌病接受单独左炔诺孕酮宫内缓释节育系统治疗组 44 例和第二代受控阻抗子宫内膜去除术联合左炔诺孕酮宫内缓释节育系统治疗 22 例,结果显示,与治疗前比较,两种治疗均可改善患者月经量和痛经;联合治疗组的患者月经量改善更明显,左炔诺孕酮宫内缓释节育系统脱落事件发生率更低,患者满意度更高。说明受控阻抗子宫内膜去除术联合左炔诺孕酮宫内缓释节育系统治疗子宫腺肌病效果更佳。

(五)子宫动脉结扎阻断术

子宫动脉结扎阻断术治疗子宫腺肌病其治疗机制类似于 UAE,导致迅速的子宫缺血，随后在子宫的弓状血管和螺旋血管内形成血栓，局部病灶坏死，子宫病灶缩小，症状缓解，从而达到治疗目的。这种方法主要用于无生育要求的，疼痛和月经过多症状药物控制不佳，又强烈希望保留子宫的患者。

子宫动脉结扎阻断术关键是寻找双侧子宫动脉及其分支，分离周围组织实现子宫动脉及其分支的节段性裸化以后对其进行结扎阻断。通常腹腔镜手术较开腹手术视野更清楚，术后恢复更快，优先推荐。可以采用阔韧带后路或前路两种途径进行。后路法需要打开阔韧带后叶及侧腹膜区域暴露输尿管，将其推向外侧并暴露髂内动脉，沿髂内动脉打开血管鞘向尾端分离，暴露子宫动脉主干，并进一步分离解剖子宫动脉的上、下分支——子宫体支和宫颈支。前路法在子宫圆韧带下方约 3cm，距子宫体旁开约 2cm 处，打开子宫阔韧带前叶，向下延伸达宫颈水平，靠近宫颈外侧约 2cm 处分离子宫动脉及其上、下行支。由于前路法没有暴露输尿管，分离过程中要注意防止损伤血管本身及后方输尿管。然后在直视下阻断子宫动脉的主干或分支。如果病变比较弥漫，结扎子宫动脉主干时建议选择在髂内动脉的起始部，以减少损伤输尿管的机会；如果病灶相对局限，有针对性阻断子宫动脉的上、下分支，需要充分游离分支及其周围组织，优先推荐缝合结扎或血管夹夹闭；如果采用电凝或超声刀要注意热损伤的可能。

子宫动脉结扎阻断法单独实施治疗子宫腺肌病的疗效不太理想。小样本研究 20 例有症状的子宫腺肌病患者实施腹腔镜下双侧子宫动脉结扎阻断治疗，术后发现 6 个月子宫体积缩小，有效控制了痛经和出血，但是 9 例术后出现了非经期疼痛，其中 3 例最终行子宫切除术，仅 15% 的患者对该治疗表示满意。有研究显示，子宫动脉结扎阻断法联合子宫腺肌病病灶剔除术可能更有利于治疗子宫腺肌病。2003 年，上海市杨浦区中心医院开始尝试子宫动脉结扎阻断加子宫腺肌病病灶剔除术联合治疗子宫腺肌病，沿正常子宫肌层组织和病灶交界带切开，在尽可能切除病灶的基础上，进行子宫兜底缝合重建并双侧子宫动脉主干结扎阻断，中期随访显示 37 例患者获得了良好的效果，仅 2 例因为持续性疼痛行子宫切除术。鉴于子宫动脉结扎阻断术应用于子宫腺肌病的研究不多而且质量不高，还需要积累更多的临床高级别证据。

（六）去神经手术

去神经手术是采用局部神经去除或离断技术切断疼痛传导通路的感觉神经，从而减轻或抑制疼痛的感觉，达到治疗的目的。子宫腺肌病可以导致一系列不同性质、不同程度的继发性疼痛，包括痛经、慢性盆腔痛、性交痛等。尽管其疼痛机制还不是非常明确，但是神经通路的传导环节及相关机制和其他疼痛应该有很多相似性，阻断起源于子宫体和子宫颈的感受器和感觉神经必然抑制其疼痛发生发展。因此，去神经手术是保守治疗子宫腺肌病相关疼痛的一种辅助手段，尤其是药物和其他手术治疗效果不佳的顽固性疼痛，且又希望保留子宫的患者。

子宫体由交感神经支配的，子宫颈主要由副交感神经和交感神经支配。传入感觉神经来自子宫和宫颈周围的子宫颈丛，经宫骶韧带上行途经盆腔神经丛、腹下丛、骶前神经等进入背神经节。对子宫腺肌病的患者，主要采取骶前神经切除术和去子宫神经术。骶前神经切除手术主要在骶岬水平打开腹膜，在髂总静脉内侧部位寻找骶前神经，注意防止损伤骶骨前方的骶前静脉丛。分离骶前神经后切除整段 T_{10}～L_1 骶骨前的交感神经，大约 2cm。子宫神经去除手术通过离断或切除双侧子宫骶骨韧带处或其周围的组织，阻断传入感觉神经传导通路，需要暴露宫骶韧带，提起宫骶韧带外侧腹膜，游离并推开输尿管，切除近宫颈附着处的宫骶韧带深 1.5～2.0cm，长 2～4cm。手术方式可以有经阴道、开腹、腹腔镜途径，但由于子宫腺肌病往往子宫增大且有粘连，该区域分离较为困难，手术难度较大，多数推荐腹腔镜。有些非随机研究和小样本的 6～12 个月的观察性研究，显示骶前神经切断术的止痛效果要比子宫神经去除术更好。但是，这种手术其本质只是减少了疼痛的向内传导，并不对疼痛根本病因进行治疗，因此通常仅作为姑息性治疗或联合其他治疗手段。

综上，子宫腺肌病手术方式的选择首先取决于生育要求的考虑。如果有生育要求，根据病灶部位和分型，如果是局限性病灶建议腹腔镜手术或开腹手术，通常效果较好；如果是弥漫型病灶，建议三瓣法或双瓣法或横"H"形切除病灶并子宫重建，总体效果良好。如果没有生育要求希望保留子宫，可以选择楔形切除或"U"形切除病灶较为彻底切除，疼痛和月经过多的疗效比较确切；如果痛经不明显而月经过多为主的患者，可以考虑子宫内膜去除术，必要时同时放置左炔诺孕酮宫内缓释节育系统加强疗效。如果不希望保留子宫，可考虑行子宫全切术。

（黄秀峰）

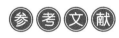

1. 中国医师协会妇产科医师分会子宫内膜异位症专业委员会. 子宫腺肌病诊治中国专家共识. 中华妇产科杂志, 2020, 55（6）: 376-383.

2. 郎景和. 子宫腺肌症的迷惑与解惑. 中华妇产科杂志, 2020, 55（11）: 737-739.

3. 彭超, 周应芳. 子宫腺肌病的药物治疗进展. 山东大学学报（医学版）, 2022, 60（7）: 20-25.

4. KHO K A，CHEN J S，HALVORSON L M. Diagnosis，evaluation，and treatment of adenomyosis. JAMA，2021，326（2）：177-178.

5. 冯晓玲，张婷婷. 中医妇科学. 5 版. 北京：中国中医药出版社，2021.

6. 曾薇薇，曹玲仙. 曹玲仙辨治子宫腺肌病经验. 上海中医药杂志，2012，46（9）：18-19.

7. 刁翰林，师伟，郁悦. 基于网络药理学的桂枝茯苓丸治疗子宫腺肌病分子作用机制研究. 山东中医杂志，2020，39（10）：1103-1111.

8. 孟娇，曹梓平，曹俊岩. 国医大师何成瑶养精毓胞论治子宫腺肌病痛经经验. 四川中医，2022，40（8）：6-8.

9. 孙天琳，汤玲，肖承悰. 国医大师肖承悰运用胡芦巴丸加减治疗子宫腺肌病致痛经的临床经验. 现代中医临床，2023，30（2）：26-29.

10. 崔晨，康志媛. 康志媛运用当归芍药散加味治疗子宫腺肌病经验. 中国民间疗法，2022，30（7）：29-31.

11. 伊静，张晋峰. 张晋峰教授治疗子宫腺肌病盆腔痛的经验. 世界最新医学信息文摘，2019，19（26）：213.

12. 王舒鹤，朱颖，金季玲. 金季玲以肾为核心治疗子宫腺肌病经验探析. 中医药导报，2022，28（7）：151-154.

13. 孙海媛，贾成祥. 门成福治疗子宫腺肌病经验述要. 中华中医药杂志，2016，31（10）：4045-4047.

14. 尹卓颖，林洁. 尤昭玲子宫腺肌病的诊疗经验探析. 中国中医药现代远程教育，2020，18（13）：53-55.

15. 《中成药治疗优势病种临床应用指南》标准化项目组. 中成药治疗痛经临床应用指南（2021 年）. 中国中西医结合杂志，2021，41（12）：1413-1425.

16. 李澄，李盼盼，张芳，等. 中成药在子宫腺肌病治疗中的应用研究进展. 中成药，2019，41（12）：2973-2977.

17. 葛春梅，杨丽，王俊平，等. 散结镇痛胶囊联合 Embosphere 微球子宫动脉栓塞治疗子宫腺肌病疗效观察. 医学理论与实践，2023，36（6）：987-989.

18. 杨佳医，魏绍斌，王霞，等. 散结镇痛胶囊单用或联合西医治疗子宫内膜异位症、子宫腺肌病的系统评价再评价. 世界科学技术 - 中医药现代化，2022，24（11）：4455-4464.

19. 汪丽娟. 醋酸亮丙瑞林微球联合桂枝茯苓胶囊治疗 AM 疗效观察. 现代诊断与治疗，2022，33（22）：3325-3327.

20. 王尉荧，殷岫绮. 中医妇科外治法发展轨迹探析. 中国中医基础医学杂志，2022，28（7）：1203-1206.

21. 李亚平. 少腹逐瘀汤灌肠治疗子宫腺肌症32 例. 中医杂志，2003，（01）：49.

22. 何惠娟，周丽萍. 中药热敷法治疗子宫腺肌症疗效观察. 新中医，2015，47（10）：99-100.

23. 李祥云. 中医妇科外治法——李祥云教授妇科系列经验(5). 辽宁中医杂志, 2004, 31(11): 905-906.

24. 王娟. 中医妇科外治法分析以及现代应用. 中西医结合心血管病电子杂志, 2020, 8(28): 36-37.

25. 侯学思, 赵吉平, 王宁, 等. 针刺治疗子宫腺肌病继发性痛经: 前瞻性病例系列研究. 中国针灸, 2020, 40(08): 834-838.

26. 金银珠. 针刺治疗血瘀型子宫腺肌病痛经的临床观察. 哈尔滨: 黑龙江中医药大学, 2020.

27. 吴楚婷, 李欣荣, 董晓燕, 等. 温针疗法治疗寒凝血瘀型子宫腺肌病的疗效观察. 上海针灸杂志, 2022, 41(07): 691-696.

28. 张开心, 邓婷婷, 董志斌, 等. 温针灸联合隔药灸脐治疗子宫腺肌病的疗效观察. 上海针灸杂志, 2022, 41(06): 585-588.

29. BACHU V S, JAYANIDHI KEDDA, IAN SUK, et al. High-Intensity Focused Ultrasound: A Review of Mechanisms and Clinical Applications. Ann Biomed Eng, 2021, 49(9): 1975-1991.

30. 艾星子·艾里, 郭铮宇, 张晓霏. 子宫腺肌病高强度聚焦超声消融治疗研究进展. 山东大学学报(医学版), 2022, 60(7): 36-42.

31. PANG L L. Efficacy of high-intensity focused ultrasound combined with gnrh-a for adenomyosis: a systematic review and meta-analysis. Front Public Health, 2021, 9: 688264.

32. 王小兰, 赵洪, 陈行. 高强度聚焦超声联合 GnRH-a 对子宫腺肌症患者血清 CA125、PGF2α、脂联素的影响. 中国计划生育学杂志, 2021, 29(2): 246-250.

33. LIU L, WANG T, LEI B, Image-guided thermal ablation in the management of symptomatic adenomyosis: a systematic review and meta-analysis. Int J Hyperthermia, 2021, 38(1): 948-962.

34. 郎景和, 陈春林, 向阳, 等. 子宫肌瘤及子宫腺肌病子宫动脉栓塞术治疗专家共识. 中华妇产科杂志, 2018, 53(5): 289-293.

35. 中国医师协会妇产科医师分会子宫内膜异位症专业委员会. 子宫腺肌病诊治中国专家共识. 中华妇产科杂志, 2020, 55(6): 376-383.

36. SAM M, MONIQUE R, FLORIN M, et al. Accuracy of findings in the diagnosis of uterine adenomyosis on ultrasound. Abdom Radiol(NY), 2020, 45(3): 842-850.

37. 韦晓昱, 于晓兰. 子宫动脉栓塞术的相关并发症. 中华围产医学杂志, 2020, 23(7): 502-504.

38. 张信美, 徐萍. 子宫腺肌病分层治疗及管理. 浙江大学学报(医学版), 2019, 48(2): 123-129.

39. ZHU L, CHEN S, CHE X, et al. Comparisons of the efficacy and recurrence of

adenomyomectomy for severe uterine diffuse adenomyosis via laparotomy versus laparoscopy: a long-term result in a single institution. Journal of Pain Research, 2019, 12: 1917-1924.

40. ZHOU Y. Long-Term Pregnancy Outcomes of Patients with Diffuse Adenomyosis after Double-Flap Adenomyomectomy. J Clin Med, 2022, 11(12): 95.

41. 楼俊瑶, 黄秀峰, 张丽凤, 等. 第二代子宫内膜消融术可提高左炔诺孕酮宫内节育系统对子宫腺肌病患者的疗效. 浙江大学学报(医学版), 2019, 48(02): 136-141.

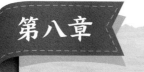

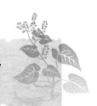

第八章　子宫腺肌病相关性不孕症的治疗

第一节　不孕症机制研究进展

既往认为子宫腺肌病多在 40～55 岁经产妇人群中高发，但随着磁共振等各类影像诊断技术的不断发展，子宫腺肌病确诊患者逐渐年轻化，约 20% 的育龄期妇女被诊断为子宫腺肌病，同时伴随现代社会发展，生育年龄推迟，导致以不孕症为主要症状的子宫腺肌病人群比例逐渐增多。根据一项横断面研究，年龄≥40 岁的不孕女性子宫腺肌病患病率为 24.4%，年龄 <40 岁不孕女性子宫腺肌病患病率为 22%，子宫腺肌病性不孕症越来越引起重视。

子宫腺肌病对于自然妊娠的影响报道较少，目前普遍认为子宫腺肌病患者增大的子宫对于自然妊娠的生殖能力与妊娠的维持产生负面影响。一项横断面队列研究发现子宫腺肌病患者中合并原发性不孕者占 19.8%，合并继发性不孕者占 10.5%。一项针对狒狒的研究表明，子宫腺肌病与不孕症之间存在很强的关联性，将子宫腺肌病合并子宫内膜异位症的情况排除后，该强关联性依然存在。

已有越来越多的报道表明子宫腺肌病对于辅助生殖技术（assisted reproductive technology，ART）助孕结局存在负面影响，主要体现在临床妊娠率的降低和流产率的上升。一项研究表明子宫腺肌病患者增大的子宫对于冻胚移植结局存在负面影响，子宫体积与冻胚移植后的流产率呈正相关，与活产率呈负相关。Younes 等研究表明，接受辅助生殖技术助孕的子宫腺肌病患者其胚胎的种植率和临床妊娠率明显低于接受辅助生殖技术助孕的非子宫腺肌病患者。

越来越多的研究证实了子宫腺肌病与不孕症存在关联，子宫腺肌病性不孕症可能存在的机制包括子宫内膜及子宫肌层功能和结构的缺陷、子宫内膜 - 肌层交界区结构和功能改变、子宫内膜异常血管生成、子宫内膜容受性受损、子宫内膜微环境改变，以及子宫环境出现高水平自由基等因素。

（一）宫腔形态与结构异常

子宫腺肌病患者子宫呈弥漫型增大，肌层增厚可导致子宫肌层局部增厚压迫宫腔，宫腔解剖结构发生异常，宫腔容积缩小；子宫腺肌瘤可使宫腔形态发生扭曲，正常宫腔线位置发生改变，这一系列的宫腔形态改变均可能压迫或严重者阻塞双侧输卵管开口，影响精子的运输与胚胎的着床，导致自然受孕能力与 IVF 妊娠率下降。同时子宫腺肌病引起的子宫体积异常增大还可能压迫输卵管与卵巢，导致拾卵障碍，增大子宫还会导致自然流产率增加。

（二）结合带功能和结构异常

与正常子宫相比，子宫腺肌病患者平滑肌细胞在超微结构上有明显差异，子宫内膜 - 肌层交界区表现为细胞及细胞核增多、细胞核及线粒体形态异常、髓鞘体丰富等。这些超微结构的异常造成结合带因内膜向肌层内陷而被破坏，导致受影响的肌细胞正常钙循环紊乱，进而失去正常的收缩功能。近年来通过连续 MRI 影像分析及子宫输卵管闪烁成像技术证实，子宫腺肌病患者子宫内膜 - 肌层交界区组织蠕动波异常，即在卵泡期及排卵期由宫颈向宫底的蠕动波消失，其收缩方向、节律、强度紊乱，造成精子输送、受精卵种植受阻，这是导致患者不孕及辅助生殖失败的重要原因。同时结合带在维持精子输送、胚胎着床和胎盘形成等方面有非常重要的作用。在体外受精 - 胚胎移植（in vitro fertilization-embryo transfer，IVF-ET）周期中结合带的低频率收缩与较高的着床率和临床妊娠率有关。Piver P 等认为 MRI 评价结合带厚度是植入失败的预测因素，他们观察到在结合带厚度 <10mm 的患者中，移植的妊娠率为 45%，而结合带厚度为 10～12mm 或 >12mm 的患者妊娠率分别低至 16% 和 5%。

（三）子宫内膜容受性异常

子宫内膜容受性是指子宫内膜对胚胎的接受能力，是建立正常妊娠的重要过程，该过程中的任何一环节出现问题，均可能导致不孕。胞饮突位于子宫内膜上皮，月经的第 17 天起胞饮突的微绒毛开始大量发育，第 19 天出现膜状突起，第 24 天起胞饮突开始退化，胞饮突的出现与子宫内膜的"种植窗期"基本一致，许多学者认为胞饮突的表达缺陷与胚胎着床失败有关，被视为是子宫内膜容受性形态学诊断的金标准。

1. 子宫内膜蜕膜化及血管形成异常 子宫内膜蜕膜化指子宫内膜间质细胞向蜕膜细胞转变的过程，是母体为胚胎植入和妊娠维持做准备的初始阶段，蜕膜化异常可能影响胚胎植入从而导致不孕。子宫腺肌病导致子宫内膜基质细胞蜕膜化缺陷，最终造成子宫内膜容受性下降。子宫腺肌病患者的在位内膜基质细胞分泌更多细胞因子，同时蜕膜化调节因子的表达显著低于对照组子宫内膜，从而造成子宫内膜容受性受损。子宫内膜在植入窗期间血管形成受损将不可避免影响子宫内膜容受性建立，从而导致胚胎植入失败。子宫腺肌病患者子宫内膜血管分布与正常人群子宫内膜不同，在增殖期和分泌期，其毛细血管的平均表面积、总表面积和总数均明显增加。血管内皮生长因子（VEGF）作为调节血管生成和通透性的主要介质，其在子宫腺肌病患者的子宫内膜中含量显著高于正常子宫内膜，子宫腺肌病患者子宫内膜的微血管密度（micro-vascular density，MVD）增加，同时 VEGF 和 MVD 在子宫腺肌病患者中的表达与基质金属蛋白酶-2（MMP-2）、MMP-9 的表达正相关。有研究表明，MMP2 和 MMP9 表达的升高有助于子宫内膜组织侵袭肌层和形成子宫内膜异常血管，从而导致子宫内膜容受性发生异常。

2. 子宫内膜雌激素受体表达异常 正常子宫肌层雌激素受体的表达呈周期性的变化，增殖期表达增加，分泌期表达降低，同时子宫内膜在孕酮影响下经历蜕膜化过程，为胚胎着床做好准备。子宫腺肌病患者子宫内肌层雌激素受体缺乏周期性变化，同时患者白细胞介素-6 过度表达，导致与正常育龄期妇女子宫相比，子宫腺肌病患者雌激素受体的总水平增加，高雌激素的环境影响孕激素的表达，孕酮具有抗雌激素作用，可以调节雌激素受体-α 的浓度，子宫腺肌病患者子宫内各层组织孕激素受体表达均明显下降，使孕激素作用的靶点减少，从而导致雌激素受体-α 持续高表达。雌激素相对增加和孕激素相对不足降低子宫内膜容受性，使子宫内膜发育与胚胎不同步，从而导致胚胎植入失败。

3. 子宫内膜微环境改变与缺氧诱导因子表达异常 缺氧微环境是近年来研究的热点，一些研究已经表明缺氧微环境与女性生育能力密切相关。子宫内低氧环境是着床的先决条件，过量的氧自由基可能通过损害胚胎来抑制早期妊娠。在子宫腺肌病患者子宫内膜中，黄嘌呤氧化酶、超氧化物歧化酶、谷胱甘肽过氧化物酶和一氧化氮合酶等氧化还原酶表达异常，诱导氧自由基异常增加，进而破坏子宫内膜低氧环境，最终导致早期胚胎植入受损。同时子宫内膜对氧气的需求复杂，在胚胎植入前后需求不同，子宫内膜最初的低氧微环境会随着胚胎发育需求的变化而发生改变；而在子宫腺肌病患者中，即使在胚胎植入后期，子宫内膜仍处于低氧微环境。这种持续的缺氧微环境不能为正常胚胎发育提供足够的氧气，最终导致妊娠失败。同源框基因（homebox，*HOX*）属于多基因家族的转录调节基因，其蛋白产物通过与 DNA 结合激活或抑制目的基因，以此调节胚胎着床。*HOX* 基因不仅参与副中肾管的分化，构建月经周期中不同时期正常形态的子宫内膜，还与影响内膜容受性的因子相互作用，共同介导胚胎着床，并能协助子宫内膜蜕膜化从而维持妊娠状态。HOXA10 和 HOXA11 主要表达在排卵后 5～7 天的分泌中期子宫内膜，HOXA10 特异性地高表达于内膜上皮细胞和基质细胞，与子宫内膜种植窗开放胚胎植入宫腔的时间一致，是子宫内膜容受性的重要分子标志物，在胚胎着床和子宫内膜蜕膜化过程中发挥重要作用。低氧诱导因子（hypoxia inducible factor，HIF）是细胞对缺氧的适应性反应的重要转录因子，控制细胞对缺氧的适应性反应。子宫内膜中表达 HIF-2α，在子宫腺肌病女性及子宫腺肌病小鼠模型的子宫内膜中 HIF-2α 表达均增加，而 HOXA10 和 HOXA11 的表达降低；在予以 HIF-2α 拮抗剂后，HOXA10 和 HOXA11 的表达相应增加。同时在缺氧的刺激下，HIF 促使血管内皮细胞生长因子表达增加。一项系统性评价研究表明，子宫腺肌病患者异位和在位子宫内膜高度血管化，子宫腺肌病患者在位内膜 VEGF 和 HIF-2α 的表达增加和血管密度增加无关；异常位置的子宫内膜 VEGF 和 HIF-2α 的表达增加与血管密度增加有关。这些结果均表明，子宫腺肌病可通过持续低氧微环境损害子宫内膜容受性。

4. 子宫内膜着床与胚胎植入相关的分子异常 胚胎植入发生在月经周期的分泌中期，这个时期的任何干扰都可能降低胚胎植入成功率，例如与子宫内膜容受性相关的酶、细胞因子、生长因子和黏附分子的表达缺陷均可导致子宫内膜容受性的改变，对胚胎植入造成负面影响。子宫内膜分泌期种植窗 L- 选择素配体的表达缺陷会导致反复的种植失败，该研究阳性预测值为100%，阴性预测值为 87%，表明 L- 选择素配体的表达在子宫内膜分泌期胚胎的植入中起关键作用。子宫腺肌病患者 L- 选择素配体的表达在子宫内膜分泌中期最高，表明 L- 选择素配体的表达在这一时期被上调，但 L- 选择素配体的表达增加并没有达到胚胎植入的阈值，从而导致胚胎植入失败。同时子宫内膜缺乏其他特定蛋白的表达，如细胞黏附因子，同样可导致胚胎植入失败。许多细胞黏附因子（如整合素、钙黏蛋白、白细胞抑制因子和骨桥蛋白等）在子宫内膜中表达，为胚胎着床所必需。骨桥蛋白（osteopontin，OPN）是一种小的整合素配体，可与整合素 -3 结合，参与调节胚胎植入过程中滋养细胞与子宫内膜的相互作用。研究表明，子宫腺肌病患者着床期子宫内膜整合素 -3 和OPN 表达均较低，从而使内膜容受性降低，导致胚胎植入受损。白细胞抑制因子（leukocyte inhibitory factor，LIF）是与子宫内膜容受性相关的另一个重要细胞因子，亦是人类生殖过程中受精卵成功着床重要的细胞因子。研究表明，LIF 在子宫腺肌病患者分泌期子宫内膜中表达减少，Yen CF 等发现白细胞抑制因子的失调可能抑制下游信号转导及转录激活蛋白 3、细胞外调节蛋白激酶信号通路的激活，这些信号级联变化促进了子宫腺肌病患者的内膜容受性下降。

5. 子宫内膜免疫功能异常 在子宫腺肌病内膜中，一系列免疫反应被过度激活，包括细胞免疫和体液免疫。人类白细胞抗原的异常表达，以及在位和异位子宫内膜中 T 细胞、B 细胞和巨噬细胞的活化可能激活自身免疫系统，导致炎症因子释放增加引起免疫反应失调。在子宫腺肌病患者外周血抗子宫内膜抗体升高，其与子宫内膜相应抗原结合后能激活补体系统，造成子宫内膜功能失调。另外，人类白细胞抗原Ⅱ类还会激活 B 细胞从而导致免疫球蛋白的分泌增加，子宫腺肌病患者子宫内膜存在异常炎症反应，许多炎症介质的表达增加，如 IL-1、IL-18、肿瘤坏死因子 -α、β，以及环氧合酶 -2，导致子宫内膜异常炎症环境，从而影响子宫内膜容受性，最终导致子宫腺肌病不孕及流产率增高。

（四）子宫微环境内氧自由基产生增加

受精卵着床需要子宫内维持低氧环境，低浓度的氧自由基是早期胚胎发育所必需，当氧自由基浓度过高，对细胞内的 DNA 和细胞膜产生负面影响，损害受精卵并抑制胚胎发育，从而影响妊娠。一氧化氮（NO）是一种高反应的自由基，少量的一氧化氮促进人类精子获能，而大量的一氧化氮则会降低精子的活力并引起毒性。同时一氧化氮还可能会以旁分泌的方式干扰子宫的蠕动，导致子宫高蠕动。正常人体内一氧化氮合酶、黄嘌呤氧化酶、超氧化物歧化酶等能产生及消除自由基，使体内的自由基处于适宜的动态平衡状态，即在增殖期含量较低，在分泌期早期和中期含量升高。子宫腺肌病患者这些酶的异常表达，且在月经周期中无波动性变化，使得氧化剂及抗氧化剂之间的平衡被打破，从而产生过多的氧自由基，子宫腔内自由基异常可能是导致子宫腺肌病患者不孕的原因。

（五）感染导致的慢性子宫内膜炎

慢性子宫内膜炎（chronic endometritis，CE）是由子宫腔内微生物感染引起的，子宫内膜炎可能导致子宫腺肌病患者不孕或发生流产，如 IVF-ET 后复发性植入失败（recurrent implantation failure，RIF）、复发性流产和不明原因不孕。日本的一项多中心队列研究报道，弥漫型子宫腺肌病患者子宫感染发生率较高，可能导致慢性子宫内膜炎（CE）的发生。虽然慢性子宫内膜炎与胚胎植入失败之间的因果关系尚存在争议，但已有大量报道表明慢性子宫内膜炎（CE）对生育结果存在负面影响。局灶型子宫腺肌病（58.8%）与弥漫型子宫腺肌病（60.0%）的 CE 发生率差异不显著，但局灶型子宫腺肌病的同侧 CE 发生率（58.8%）明显高于对侧（11.7%）。这些研究结果表明，不同类型子宫腺肌病中 CE 的不同发生率可能与不良生育结局有关。与子宫内膜异位症相类似，炎症是导致不孕和慢性盆腔疼痛的常见因素，子宫内膜类似的炎症反应可能在子宫腺肌病女性的不良生育结局中发挥重要作用。

（六）其他因素

子宫腺肌病患者常合并有子宫内膜异位症，未破裂卵泡黄素化综合征、黄体功能不全等发生率增高,易引起排卵障碍,导致卵巢因素性不孕。

另外,子宫腺肌病患者常因性交痛而拒绝性生活,由于子宫腺肌病造成心理压力过大而影响下丘脑-垂体-卵巢轴的功能,这些均可对生育能力造成额外的负面影响。当子宫腺肌病患者合并子宫肌瘤、宫腔粘连等疾病时,也可影响生育能力。

子宫腺肌病对育龄女性生育功能的影响是多方面的,机制可能涉及以下方面:①子宫交界区的异常,细胞和体液免疫功能失调,子宫内膜表面大量吞噬细胞聚集,分泌细胞因子和氧自由基,使子宫内膜容受性降低;②子宫内膜血流不足、子宫蠕动障碍影响胚胎着床;③子宫正常肌层结构受到破坏,影响精子在宫腔内运行;④以上等多因素共同作用的结果,仍需要进一步的前瞻性研究深入探讨阐明其机制,从而为不孕患者提供特异且有针对性的治疗手段,帮助改善其妊娠结局。

(王 莉 王 韵)

第二节 生育能力评估

一、现状

在不孕女性中,子宫腺肌病的发病率为7%～27%。在接受辅助生殖技术(ART)的女性中,子宫腺肌病的发病率为20%～25%。多项研究表明,子宫腺肌病可能会影响子宫输卵管的运输能力,改变子宫内膜容受性,从而影响生育能力。以往对子宫腺肌病的诊断主要基于临床症状、辅助检查、术中所见和病理诊断。随着影像学检查技术的进步,MRI及阴道超声诊断子宫腺肌病的敏感度和特异度得以明显提高,越来越多的不孕患者被诊断为子宫腺肌病。综上所述,子宫腺肌病对女性生育能力有负面影响。对于有生育需求的年轻的子宫腺肌病女性,正确评估其生育能力并进行针对性的生育指导是妇科和辅助生殖科医师需要共同关注的焦点。

二、子宫腺肌病对生育能力的影响

有研究评估了子宫腺肌病对于接受ART助孕或经手术治疗DIE女性的生育能力影响,结果尚存在争议。Vercellini等在2014年发表的一项共纳入456例子宫腺肌病的荟萃分析证实,子宫腺肌病对患者的IVF/卵胞质内单精子注射(intracytoplasmic sperm injection, ICSI)结局有负面影响,研究发现子宫腺肌病女性的流产率为31%,未患病女性为14.1%($RR=2.12$, 95%CI: 1.20～3.75),

子宫腺肌病女性的妊娠率为 40.5%，低于非子宫腺肌病的对照组（妊娠率 49.8%，$RR = 0.72$，$95\%CI$: $0.55 \sim 0.95$）。与此相反的是，一项针对接受体外受精女性的病例对照研究表明，通过经阴道超声（transvaginal ultrasonography，TVUS）诊断为子宫腺肌病但无异常子宫出血症状的女性与非子宫腺肌病的女性相比，其着床率没有显著降低。Marvelos 等在一项多中心前瞻性研究中用超声的影像学特征作为子宫腺肌病诊断标准，发现非子宫腺肌病的女性临床妊娠的预测概率为 42%，具备 4 个以上超声影像学特征的女性妊娠率下降为 22.9%，在具备全部 7 个子宫腺肌病影像学特征的女性中仅为 13%，表明子宫腺肌病的严重程度与妊娠能力呈负相关。近来针对子宫腺肌病接受 IVF 治疗的妊娠结局的系统性回顾和荟萃分析（纳入了 11 项研究和 519 例经 TVUS 或 MRI 诊断为子宫腺肌病的患者）证实了子宫疾病对生殖结果的不利影响。子宫腺肌病女性的着床率、单周期临床妊娠率、单次胚胎移植的临床妊娠率、持续妊娠率和活产率显著降低，流产率增加。而 IVF 前采取保守手术或长期应用 GnRH-a 治疗均可改善辅助生殖技术的结局。

2014 年一项系统综述和荟萃分析对子宫内膜异位症、子宫腺肌病与生育力的相关性进行了研究，研究纳入了直肠阴道隔和直肠结肠子宫内膜异位症术后的女性，妊娠概率降低了 68%。在最近一项进行 IVF 的回顾性队列研究中，子宫腺肌病的存在影响了临床妊娠率、活产率和流产率。特别是与单独患子宫内膜异位症的女性相比，子宫腺肌病患者的临床妊娠率（26.4% *vs.* 12.5%）和活产率（26.4% *vs.* 12.5%）明显降低。所有这些证据都支持子宫腺肌病对生殖结局的负面影响，有必要为子宫腺肌病的影像学诊断和分类定义严格的标准，以便设计和比较同质研究。这有助于临床医生评估疾病的严重程度，评价是否会对生殖结局产生额外的负面影响，用以制定改善子宫腺肌病患者生育能力的治疗方案。

辅助生殖技术对子宫腺肌病相关不孕有肯定的疗效，对于这类患者，应积极、尽早实施辅助生殖技术。因此，需要对子宫腺肌病合并不孕的夫妇进行病史采集、体格检查和辅助检查。对病情进行综合评估，包括疼痛、月经量的症状，磁共振评估子宫大小和子宫腺肌病的类型及严重程度，既往治疗方法及效果，有无合并子宫内膜异位症和子宫肌瘤等，明确不孕的原因，并明确除子宫腺肌病外有无其他不孕因素（如卵巢功能、输卵管梗阻、其他生殖道畸形、内分泌疾病、男方精液因素等），以及子宫腺肌病在不孕病因中的重要性。在确定子宫腺肌病相关不孕的治疗方式时，应尊重患者意愿，结合患者的年龄、不孕年限、子宫腺肌病的病程及严重程度，以及男方因素等综合考虑，由生殖科医生和妇科手术医生共同决定、完成。如男方精液无异常，女方年轻、卵巢功能正常、双侧输卵管通畅，不愿意行辅助生殖技术助孕的，可以根据病情轻重和病灶大小先选择 GnRH-a 治疗和 / 或保守性手术联合治疗，再监测排卵、指导同房并积极助孕。

（许　泓　孙　峰）

第三节　西医治疗

一、药物治疗的价值

子宫腺肌病相关性不孕症的治疗以保留和改善女性生育力为目标。2021年《子宫腺肌病伴不孕症诊疗中国专家共识》中提出，药物治疗可以通过缩小子宫体积、减轻炎症、改善免疫功能、提高子宫内膜容受性，达到改善生育的目的，但关于子宫腺肌病性不孕症中药物治疗的价值评估目前无相关大样本高质量的临床研究，缺乏相关循证医学证据。

目前，最常用的药物为长效促性腺激素释放激素激动剂（GnRH-a）。研究表明，子宫腺肌病患者在 GnRH-a 治疗后行冻融胚胎移植（frozenthawed embryo transfer，FET）可提高妊娠率。

GnRH-a 治疗子宫腺肌病相关性不孕的建议：①对于年龄≤35 岁、卵巢储备正常、子宫体积＜孕 12 周，未合并其他不孕因素者，GnRH-a 治疗 3～6个月后可期待自然妊娠，停药后 3～6 个月是妊娠黄金时期，超过 12 个月未孕，应考虑 IVF-ET；②对于年龄≤35 岁、卵巢储备正常、子宫体积≥孕 12 周或腺肌瘤≥6cm，GnRH-a 治疗 3～6 个月后仍无法接近正常，可以改保守性手术加 GnRH-a 治疗 3～6 个月或更长时间，待子宫体积恢复接近正常及子宫瘢痕修复后，期待自然妊娠（不超过 6 个月）或直接 IVF-ET；③对于年龄＞35岁，或伴有卵巢储备功能下降，或合并其他不孕因素者，建议先行积累冻存胚胎，后续 GnRH-a 治疗 3～6 个月，待子宫体积接近正常行 FET；如经 GnRH-a治疗 3～6 个月后子宫体积或腺肌瘤体积缩小不理想，可改行保守性手术加GnRH-a 治疗 3～6 个月或更长时间，待子宫体积恢复接近正常及子宫瘢痕修复后行 FET。2023 年 7 月，最新的加拿大妇产科学会（Society of Obstetricians and Gynaecologists of Canada，SOGC）对于子宫腺肌病的诊断及治疗指南中推荐，对于接受辅助生殖技术的子宫腺肌病患者，可考虑在移植新鲜或冷冻胚胎前使用 GnRH-a 2～4 个月。

GnRH-a 用法及注意事项：一般建议月经期第 1～5 日注射。如果能排除妊娠，也可以在黄体中期（月经周期第 21 日）注射，这样"点火效应"的时间与月经期重叠，可减少一次阴道出血机会。GnRH-a 每 28 天为一个治疗周期，推荐治疗 3～6 个周期，停药 4～8 周后月经复潮，绝大多数自然妊娠发生在 GnRH-a 治疗后恢复第 1 次月经的 6 个月内，极少超过 1 年。常用的 GnRH-a 类药物包括：亮丙瑞林、戈舍瑞林、曲普瑞林、戈那瑞林等。为预防及减轻 GnRH-a 治疗的低雌激素不良反应，可从注射第二针起用反向添加治疗。

此外，非甾体抗炎药（NSAID）类药物虽被广泛用于子宫内膜异位症或子宫腺肌病相关疼痛的治疗，但因可能导致卵泡破裂延迟，在子宫腺肌病性不孕治疗中可能存在负面作用。口服避孕药（COC）类药物及孕激素类药物因相关研究较少，目前无相关评估信息。

二、手术治疗的决策

对子宫腺肌病相关不孕症患者的手术治疗主要为保守性手术，其治疗的主要目的是为妊娠创造有利条件，提高妊娠率，在尽可能剔除子宫腺肌病病灶的同时，也应兼顾子宫结构修复、功能重建手术及最大限度降低妊娠后子宫破裂的风险。保守性手术可改善子宫腺肌病患者生育情况，但病灶不易切净导致复发、正常肌层破坏等可能导致一系列的围产期并发症，如胎盘粘连、胎盘植入、子宫破裂等。因此，有必要在术前严格评估子宫腺肌病患者的手术适应证：①药物治疗无效或其他不适合药物治疗的严重痛经和 / 或月经量过多；②辅助生殖技术助孕在胚胎移植前子宫体积较大，GnRH-a 处理后子宫体积或腺肌瘤无明显缩小，子宫腺肌病病灶大于 6cm；③排除其他原因后的反复早期流产或胚胎种植失败。若年龄大于 35 岁，卵巢储备功能不佳者建议先行冻卵或冻胚后，再行保守性手术治疗。手术禁忌证：子宫腺肌病相关性不孕者除严重心肺功能障碍无法耐受手术外无绝对禁忌证；其相对禁忌证主要包括：①GnRH-a 治疗 3～6 个周期后子宫体积仍大于孕 12 周，且呈弥漫性增大，手术后子宫成形困难；②既往有盆腹腔手术史或考虑盆腔粘连严重，发生肠管、膀胱等脏器损伤的风险大；③既往已行子宫腺肌病保守手术，术后短期内复发。对于合并卵巢功能低下但尚无胚胎冻存的患者选择手术治疗仍需谨慎考虑。

因子宫腺肌病的保守性手术治疗无法完全切除病灶，因此，建议术后先使用 GnRH-a 治疗 3～6 个周期。手术联合 GnRH-a 的治疗方式不仅能有效缓解患者痛经症状、减少月经量、延缓或降低复发率，并且在提高患者妊娠率方面疗效显著。对近 7 年来共 16 项研究进行分析总结，结果表明保守性手术术后自然妊娠率为 18.2%；如果术后辅以 GnRH-a 补充治疗，自然妊娠率可达 40.7%；未补充药物治疗的患者则仅为 15%。Osada 总结了全球 18 个机构的 2 365 例子宫腺肌病保守手术后的妊娠结局，其中，449 例成功妊娠，363 例（80.8%）分娩，子宫破裂 13 例（3.6%）。

对于患有子宫腺肌病且生育率低下的女性，在考虑保守性手术之前，要重视年龄因素，高龄可能是影响生育力的关键因素。众所周知，女性 35 岁后生育率下降，流产的概率增加。日本最近的一项研究表明，接受保守手术治疗的子宫腺肌病患者中，年龄≤39 岁的女性的临床妊娠率为 41.3%，年龄≥40 岁的女性妊娠率为 3.7%，这表明年龄对临床妊娠有不利影响（$OR = 0.77, 95\%CI$：$0.67 \sim 0.88, P = 0.002$）。子宫腺肌病大致分为局灶型、弥漫型、混合型。一项纳入了 18 项研究共 1 396 例患者的荟萃分析显示，局灶型子宫腺肌病术后妊娠率高于弥漫型子宫腺肌病（52.7% *vs.* 34.1%），而流产率相近（21.1% *vs.* 21.7%）。因而术前应重点评估患者年龄和子宫腺肌病类型这两个影响因素。

此外，要特别关注手术相关的围产期并发症，主要有妊娠子宫破裂和其他分娩期并发症。Kishi 等报道了 2 例保守性手术术后妊娠发生胎盘植入的病例，并提出手术过程中的内膜和肌层损伤是造成胎盘植入的主要原因。子宫破裂是保守性手术后最严重的妊娠并发症。Tan 等人的一项研究报道弥漫型子宫腺肌病孕妇的子宫破裂和早产发生率分别为 6.8% 和 4.5%，而局灶型子宫腺肌病孕妇的发生率分别为 0% 和 10.9%。这可能与子宫腺肌病切除不净、瘢痕修复能力差和子宫延展性欠佳等相关。

宫腔镜治疗为子宫腺肌病的保守性手术治疗方式之一。但宫腔镜不推荐作为子宫腺肌病的一线治疗方案，仅在部分局灶型及内部型弥漫型子宫腺肌病中有一定的治疗作用。在腺肌瘤切除术中要注意时刻观察正常子宫肌层的完整性，防止切除过深。宫腔镜电切术适用于去除直径 <1.5cm 的内部型子宫腺肌病结节及弥漫型子宫腺肌病。外部型弥漫型子宫腺肌病无法通过宫腔镜治疗。

三、实施辅助生殖技术的适应证

子宫腺肌病相关性不孕症的治疗应该综合患者子宫病变严重程度（病灶部位、分型、子宫体积等）、卵巢储备功能及是否合并其他不孕因素等，并在与患者沟通基础上，综合制订个体化诊疗方案，以期在最短时间内成功妊娠。对几乎各种类型子宫腺肌病合并不孕症患者，体外受精 - 胚胎移植技术（IVF-ET）已成为主要的首选治疗方法。若患者年轻（≤35 岁）、生育力良好、子宫腺肌病病情较轻、具备自然试孕条件，可在 GnRH-a 治疗 3～6 个月后自然试孕或促排卵试孕，如未成功，再考虑 IVF-ET。

1. 非 IVF-ET 适应证 子宫腺肌病合并排卵障碍，无其他不孕因素，可考

虑先行促排卵和 / 或宫腔内人工授精（intrauterine artificial insemination，IUI），如治疗 3 个周期仍未妊娠可行 IVF-ET。

2. IVF-ET 适应证 ①子宫腺肌病合并输卵管缺如、阻塞或通而不畅，导致配子运输障碍等输卵管因素不孕。②子宫腺肌病合并排卵障碍，成功诱导排卵 3 个周期和 / 或宫腔内人工授精（intrauterine artificial insemination，IUI）3 个周期仍无法获得妊娠。③子宫腺肌病合并子宫内膜异位症，对于复发型子宫内膜异位症、深部浸润型子宫内膜异位症者，其自然妊娠概率低至 2%～4%，建议 GnRH-a 治疗 3～6 个月后行 IVF-ET 助孕；对于 Ⅰ/Ⅱ 期的轻度子宫内膜异位症患者，首选手术治疗，术后 GnRH-a 治疗子宫腺肌病 3～6 个月后试孕半年，若未妊娠或子宫内膜异位症复发，则应积极进行 IVF-ET 助孕。④子宫腺肌病合并男性因素不育症，包括少、弱、畸形精子症，不可逆的梗阻性无精子症，生精功能障碍。⑤子宫腺肌病合并卵巢储备功能减退，建议连续多个周期取卵储存胚胎，GnRH-a 治疗后胚胎移植。⑥子宫腺肌病相关性不孕症患者 >35 岁，或 ≤35 岁宫腔内人工授精 3 个周期仍无法获得妊娠者。

3. 移植前预处理方法 一般首选超长方案，但需权衡卵巢功能。对于卵巢功能正常的患者，可使用超长方案、长方案、拮抗剂方案或短方案。有研究表明超长方案组的妊娠率和种植率均明显高于长方案和短方案组，而三组的流产率差异无明显统计学意义。目前尚无子宫腺肌病伴卵巢储备功能减退患者 IVF 适宜的促排卵方案，考虑到 GnRH-a 长时间预处理（如 2 个月以上）及超长方案均需长时间应用 GnRH-a 抑制卵巢功能，部分患者可能面临低反应或自此绝经的可能，故治疗前应充分告知患者相关风险，也可在应用 2～3 次常规促排卵方案，获得足够的胚胎后，再采用冻融胚胎移植（frozen thawed embryo transfer，FET），移植前采用 GnRH-a 预处理，缩小子宫、改善内膜容受性，提高妊娠率。

4. 助孕方案中的移植策略 目前尚无充分的循证医学证据证实子宫腺肌病患者新鲜或解冻移植方案的优劣。对于年轻、卵巢功能正常的患者，可选择 1 次或多次长效 GnRH-a 降调节的超长方案促排卵，进行新鲜胚胎移植，但新鲜周期中高雌激素水平可能加重子宫腺肌病病情，导致卵巢过度刺激综合征（ovarian hyperstimulation syndrome，OHSS）的风险增加，影响胚胎种植成功率。对于以下情况的患者，可以考虑先进行取卵，储存胚胎后解冻移植：①子宫腺肌病伴不孕患者年龄偏大和 / 或卵巢储备功能减退，由于 GnRH-a 对垂体的抑制作用，可能导致这些患者取卵较少、取不到卵，因此，可先选择拮抗剂方案、微刺激方案取卵储存胚胎；②对于子宫体积≥孕 12 周或腺肌瘤≥6cm 的患者，经长效 GnRH-a 降调节的促排卵方案后子宫状况仍不宜移植的患者，也可选择冻存胚胎，经 GnRH-a 继续治疗或手术后择期冻融胚胎移植。

（许 泓 孙 峰）

第四节 中医治疗

一、辨证施治

子宫腺肌病相关性不孕最主要的证型为肾虚血瘀型。

1. 主要证候 婚久不孕，月经不调，经量或多或少，色淡暗有血块，经来腹痛；腰膝酸软，肛门坠胀，头晕耳鸣，面色晦暗；舌质淡暗，有瘀点或瘀斑，苔白，脉沉细尺弱。

2. 治法 补肾助孕，活血化瘀。

3. 方药 补肾祛瘀方。

淫羊藿、仙茅、熟地黄、山药、香附、三棱、莪术、鸡血藤、丹参。

二、专方治疗

1. 益肾化瘀方 川续断、炙黄芪、五灵脂、蒲黄炭、延胡索、莪术、合欢皮、紫丹参、石见穿、皂角刺、昆布、鬼箭羽、炙甘草。

（1）功效：益肾化瘀、缓消癥瘕。

（2）适应证：子宫腺肌病合并不孕症，非经期服用。

（3）方药分析：方中续断补肾助阳、活血化瘀、标本兼顾；炙黄芪补气行血、顾护脾胃；五灵脂、蒲黄炭、莪术、丹参、昆布活血化瘀、消癥散积；延胡索、合欢皮解痉止痛、安定心神；石见穿活血化瘀、清热利湿；鬼箭羽行血通经、散瘀止痛。

2. 名老中医尤昭玲教授提出的中医综合治疗试孕方案 尤昭玲教授认为本病分 3 期治疗。①经期治疗：内外合治应针对主症对症治疗，用药宜专一，用量宜增大，宜选用嗜血之品，以"治"为主；可选加水蛭、土鳖虫、九香虫、地龙嗜血通络之品。方中加入雪莲花、吴茱萸、姜黄等温肾通达，温热通络，且能助诸位药力流通之品，有利于异位病灶的吸收。同时注重联合中医外治法以提高疗效，临证中常用自制妇科外敷包。外敷下腹部以活血化瘀、消癥软坚散结，直达病所，促进局部血液循环，改善血运，缩小病灶。耳穴主穴选心、肝、脾、肾，配穴盆腔、内生殖器、神门。施治时间为月经的第 1～12 天。②经后期以暖宫促泡治疗，定位肾、脾、肝、心，以自拟护卵汤为主方加减。组成药物：山药、百合、莲子"三白"，桑葚、黑枸杞、黑豆"三黑"，黄精、菟丝子、石斛、白术、黄芪、党参、覆盆子、月季花、橘叶、甘草等加减治疗。促卵泡生长切勿用苦寒、酸涩之药，以防影响卵泡长养；排卵前后勿使用传统通经、活血、化瘀之品，以防伤泡或碍泡。予以暖巢煲或养泡煲治疗，并配合耳穴治疗。在试孕的过程予以辅助检测基础体温，月经的第 11 天开始予以经阴道 B 超监测排卵，指导同房，排卵后第 6 天予以着床煲促进着床治疗。确定排卵、指导同房后不管有无妊娠，均健脾助膜，固肾安胎。予以自拟养胎方为主加减保胎治疗，同时配合安胎煲共奏健脾助膜，固肾安胎之力。

三、中成药治疗

中医治疗子宫腺肌病从整体出发，以标本兼治，扶正固本为原则。治疗原则以活血化瘀、理气止痛、软坚散结为主，通过调整机体的内环境，同时通过"温经活血祛瘀"，缓解痛经，缩小异位病灶等"癥瘕积聚"。中医在调经助孕方面也有着显著的优势，通过益肾安冲、稳定血海，调经、育卵、助孕，提高子宫腺肌病性不孕症妊娠率。子宫腺肌病相关性不孕症患者主要以肾虚血瘀证最为常见，兼有肝郁气滞，是多种原因造成肾精亏虚、瘀血阻滞冲任胞宫、胞脉。其本源是肾气不足、肾精亏虚、冲任气血失调。治疗时需时刻注意顾护肾气、冲任。在祛瘀、化湿、清热、散结同时，亦需适时治以补肾安冲、稳定血海之法，并注意正常月经周期之维护。

（一）备孕期/妊娠期使用中成药的原则

1. 备孕期（种子） 这一阶段虽不涉及孕育过程，但如需用药，应综合考虑机体气血阴阳等孕育必要条件，特别重视辨证、剂量与疗程。中医学认为，含有桂（肉桂）、附（附子）、丹石（朱砂）等动火耗阳、损血消阴之剂均不能常用。同时，治疗不孕的中成药中如有散风、消导、败血，以及苦寒、峻厉等药，也不适合久用，恐反伤气血，更难以孕育。酒性热烈消胎，酗酒者常难以生育，故备孕期应忌酒。

2. 妊娠期 此期妇女必须用药时，应选择对胎儿无损害的中成药。尽量采取口服途径给药，应慎重使用中药注射剂；根据中成药治疗效果，应尽量缩短妊娠期妇女用药疗程，及时减量或停药。

3. 妊娠禁忌 可以导致妊娠期妇女流产或对胎儿有致畸作用的中成药，为妊娠禁忌。此类药物多为含有毒性较强或药性猛烈的药物组分，如砒霜、雄黄、轻粉、斑蝥、蟾酥、麝香、马钱子、乌头、附子、土鳖虫、水蛭、虻虫、三棱、莪术、商陆、甘遂、大戟、芫花、牵牛子、巴豆等。

4. 妊娠慎用药物 可能会导致妊娠期妇女流产等副作用，属于妊娠慎用药物。这类药物多数含有：①通经祛瘀类的桃仁、红花、牛膝、蒲黄、五灵脂、穿山甲、王不留行、凌霄花、虎杖、卷柏、三七等；②行气破滞类的枳实、大黄、芒硝、番泻叶、郁李仁等；③辛热燥烈类的干姜、肉桂等；④滑利通窍类的冬葵子、瞿麦、木通、漏芦等。

（二）子宫腺肌病相关性不孕症常用中成药

中成药治疗亦要遵循中医辨证论治原则，肾虚血瘀是子宫腺肌病之不孕症的主要病机，治疗以补肾活血为主，兼以疏肝健脾。补虚以治其本，活血以治其标，补肾活血为法。该病病机复杂，往往运用中药周期治疗。

排卵前治以滋肾养血、活血化瘀，促进卵泡发育，改善盆腔内环境：补肾药可用左归丸（大怀熟、山药、枸杞、山茱萸肉、川牛膝、菟丝子、鹿胶、龟胶），或六味地黄丸（熟地黄、酒萸肉、牡丹皮、山药、茯苓、泽泻），或坤泰胶囊（熟地黄、黄连、白芍、黄芩、阿胶、茯苓）；活血药可用桂枝茯苓丸[桂枝、茯苓、牡丹（去心）、桃仁（去皮尖，熬）、芍药]，或丹莪妇康煎膏（紫丹参、莪术、竹叶柴胡、三七、赤芍、当归、三棱、香附、延胡索、甘草）。

排卵期及排卵后以滋肾育胎丸[菟丝子、砂仁、熟地黄、人参、桑寄生、阿胶（炒）、首乌、艾叶、巴戟天、白术、党参、鹿角霜、枸杞子、续断、杜仲]、麒麟丸（制何首乌、墨旱莲、淫羊藿、菟丝子、锁阳、党参、郁金、枸杞子、覆盆子、山药、丹参、黄芪、白芍、青皮、桑葚）补肾健脾、温冲以助孕。

月经期以化瘀止血、止痛调经为法，可用散结镇痛胶囊（龙血竭、三七、浙贝母、薏苡仁），或蒲田胶囊（蒲黄、田七等）。

四、外治法

外治法是口服药物以外的其他治疗方法。

1. 灌肠法 目前子宫腺肌病合并不孕最活跃的领域是有关中药灌肠法的研究。由于子宫位于盆腔内，保留灌肠可使药液渗透，直达病所。在临床文献中：①李氏用少腹逐瘀汤（蒲黄、灵脂、小茴香、元胡、川芎、干姜、没药、赤芍）水煎 200ml，每晚保留灌肠，3 个月为一疗程，月经期停用，总有效率87.5%。②吴氏用三棱、莪术、红藤、皂角刺、蜂房、赤芍、桃仁，煎至 100ml，每日灌肠，月经期停用，妊娠率42.4%。

2. 其他外治法 如中药外敷、针灸、耳穴贴敷和特定电磁波谱治疗器照灯都可以联合应用。李氏等采用综合疗法治疗子宫腺肌病合并不孕，内服补肾祛瘀方（淫羊藿、仙茅、熟地、山药、香附、三棱、莪术、鸡血藤、丹参）加减；灌汤方（三棱、莪术、蜂房、皂角刺、赤芍等）保留灌肠，经期停用；合并用王不留行作耳穴贴敷（子宫、卵巢、交感）治疗子宫腺肌病性不孕症患者74 例，其中妊娠24 例。

五、针灸治疗

1. 寒凝血瘀型

（1）临床表现：经前或经期小腹冷痛、得热痛减，形寒肢冷，经色紫黯有块，经行呕吐，经行大便溏泻，带下量多，色白。舌紫黯，或有瘀斑、瘀点，苔白，脉弦涩或沉紧。

（2）治疗：在 B 超监测成熟卵排出后进行雷火灸腹部摆阵治疗，取穴关元、气海，放置雷火灸阵盒，熏蒸 20 分钟，连用 10 天，月经来潮停用，3 个月经周期为 1 疗程，连续治疗 2 个疗程。

2. 气滞血瘀型

（1）临床表现：经期小腹胀痛，月经量多、色暗红，有血块，痛经，性急易怒，经前乳房胀痛，偶有腰痛。舌暗有瘀点，苔白，脉沉弦。

（2）治疗：采用中药联合针灸治疗。非月经期以琥珀散为主，月经期服用痛舒方加减。琥珀散药物组成：三棱、莪术、丹皮、当归、赤芍、生地、刘寄奴、肉桂、乌药、元胡、琥珀、夏枯草、生牡蛎、党参。针灸治疗主穴取中极、子宫、足三里、三阴交，痛经为主加次髎；月经量多加百会、地机；气滞血瘀型加肝俞、太冲、天枢、血海、归来。非经期酌情加中封，月经期加气海、肾俞，平补平泻，连续治疗 3 个月经周期为 1 疗程。

（张婷婷　庄梦斐　施 茵）

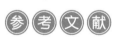

1. BOURDON M，SANTULLI P，OLIVEIRA J，et al. Focal adenomyosis is associated with primary infertility. Fertil Steril，2020，114（6）：1271-1277.

2. LI X，PAN N，ZHANG W，et al. Association between uterine volume and pregnancy outcomes in adenomyosis patients undergoing frozen-thawed embryo transfer. Reprod Biomed Online，2021，42（2）：384-389.

3. HARMSEN M J，WONG C F C，MIJATOVIC V，et al. Role of angiogenesis in adenomyosis-associated abnormal uterine bleeding and subfertility：a systematic review. Hum Reprod Update，2019，25（5）：647-671.

4. GUO S，ZHANG D，LU X，et al. Hypoxia and its possible relationship with endometrial receptivity in adenomyosis：a preliminary study. Reprod Biol Endocrinol，2021，19（1）：7.

5. KHAN K N，FUJISHITA A，OGAWA K，et al. Occurrence of chronic endometritis in different types of human adenomyosis. Reprod Med Biol，2022，1：e12421.

6. PUENTE J M，FABRIS A，PATEL J，et al. Adenomyosis in infertile women：prevalence

and the role of 3D ultrasound as a marker of severity of the disease. Reprod Biol Endocrinol，2016，14（1）：60.

7. SHARMA S. Does presence of adenomyosis affect reproductive outcome in IVF cycles? A retrospective analysis of 973 patients. Reprod Biomed Online，2019，38（1）：13-21.

8. 郎景和. 重视子宫腺肌病的多元化治疗. 中华妇产科杂志，2016，51（009）：641-642.

9. 中国医师协会妇产科医师分会子宫内膜异位症专业委员会. 子宫腺肌病诊治中国专家共识. 中华妇产科杂志，2020，55（6）：376-383.

10. 颜磊，陈子江. 子宫腺肌病合并不孕的治疗. 山东大学学报（医学版），2022，60（07）：43-47.

11. HOU X，XING J，SHAN H，et al. The effect of adenomyosis on IVF after long or ultra-long GnRH agonist treatment. Reprod Biomed Online，2020，41（5）：845-853.

12. 子宫腺肌病伴不孕症诊疗中国专家共识编写组. 子宫腺肌病伴不孕症诊疗中国专家共识. 中华生殖与避孕杂志，2021，41（4）：287-295.

13. 杨永琴，魏本君，赵粉琴，等. 浅谈尤昭玲对子宫腺肌病不孕症诊疗经验. 中华中医药杂志，2018，33（10）：4499-4504.

14. 崔怡瑄，刘金星. 调经法分期论治子宫腺肌症合并不孕症. 中国中医药现代远程教育，2023，21（9）：89-92.

15. 曹苏丹，丁青. 浅析尤昭玲运用中医疗法辅助 IVF-ET 术治疗子宫腺肌症性不孕的经验. 中医药导报，2017，23（2）：33-35.

16. 潘丽贞，王英，陈弦. 化瘀消癥方在子宫腺肌病合并不孕患者 GnRH-a 治疗后窗口期应用的临床研究. 中医药导报，2021，27（2）：68-70.

17. 谢佳，胡晓，夏宛廷，等. 曾倩主任医师治病助孕治疗子宫腺肌病致不孕症经验撷要. 成都中医药大学学报，2017，40（4）：74-76.

18. 陈琰，王华，王赛莉，等. 雷火灸治疗子宫腺肌病合并不孕的疗效观察. 云南中医学院学报，2018，41（05）：75-79.

19. 尚洪宇，田苗，郭滢，等. 针药联合治疗子宫腺肌病合并不孕症. 湖北中医杂志，2016，38（02）：66-68.

第九章

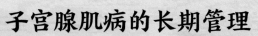

子宫腺肌病的长期管理

第一节　长期管理理念的建立

近年来，国内外学者越来越关注对子宫腺肌病患者的长期管理，并将慢性病管理的理念、管理模式引入子宫腺肌病的诊治中，但尚未形成科学、规范、有效的长期管理方案，其管理原则及具体措施仍有待完善。

一、长期管理理念的引入

慢性非传染性疾病是一类起病隐匿、潜伏期长、病程长且缓慢、病情迁延不愈、缺乏确切的生物病因证据、无明确"治愈"指征的疾病总称。慢性非传染性疾病管理是指组织慢性非传染性疾病专业医师、药师、护师和营养师等作为一个医疗团队，为慢性非传染性疾病患者提供全面、连续、主动的管理，以达到延缓疾病进程、降低伤残率、提高生活质量并减少医药费用，为慢性非传染性疾病患者提供全面、连续、主动的管理方法的一种科学管理模式。

根据子宫腺肌病的发病特点，本病也属于"慢性非传染性疾病"，与肿瘤、自身免疫性疾病、心血管疾病等诸多慢性非传染性疾病管理类同，国内外学者提出了"长期或终身管理"的理念。这一理念的提出，将慢性非传染性疾病管理的概念及模式引入子宫腺肌病的治疗中，强调需要对子宫腺肌病患者进行长期管理、综合治疗，以达到有效地控制疼痛、防止复发，同时保护生育功能，提高妊娠率的目的。

二、长期管理的必要性

子宫腺肌病存在延迟诊断的现象，应引起临床医生的重视，并进行早期管理，尤其是未婚未育、有生育要求的女性。患者往往于体检时发现子宫轻度增大，子宫腺肌病改变，此时可能病变较轻或无临床症状，如未予以重视和干预，延迟至出现痛经、贫血症状或子宫增大至明显时再行治疗，将会增大治疗难度，如保守治疗效果不理想，甚至需要面临切除子宫的可能。子宫腺肌病的早期诊断，尽早干预和长期管理，可使患者最大限度地延缓病情进展，预防并发症，并有保留子宫，保留生育功能的可能。

三、长期管理的策略

子宫腺肌病的长期管理，应视疾病严重程度、患者年龄、卵巢储备功能及有无生育要求而定。以临床问题为导向，以药物治疗为核心，以综合治疗为手段，从而延长有效治疗时间和期限，降低复发率。子宫腺肌病的长期管理分为三级，多需药物治疗、HIFU、手术治疗等多种治疗手段的联合应用，其针对人群及管理措施参见图 9-1-1。

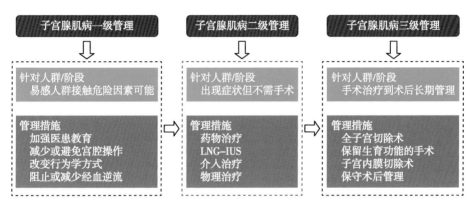

图 9-1-1　子宫腺肌病三级管理针对人群 / 阶段以及相关措施

四、随访管理

原则上讲，任何子宫腺肌病患者手术病灶切除和非手术病灶切除治疗后均应进行严密的随访。但不同治疗方案随访时间可能不同。一般来说，子宫腺肌病手术病灶切除和非手术病灶切除技术治疗后的 3 个月内，应该每月专科门诊随访，以了解患者恢复情况、药物疗效和不良反应。

（翟东霞）

第二节　中西医结合管理

子宫腺肌病是复杂性疾病，临床诊治难度大。目前激素治疗、局部介入治疗和手术治疗等方法在临床上取得一定的疗效，但也存在一些副作用和疗效方面的局限性。中医药在子宫腺肌病诊治中具有一定的特色和优势。中西医结合取长补短，发挥各自优势，有利于子宫腺肌病的长期管理。

一、药物治疗中的中西医协同管理

缓解疼痛、减少出血和促进生育是子宫腺肌病的主要治疗目标。但激素治疗的疗效是暂时性的，停药后症状复发，因此需要长期使用。这些药物长期使用会产生一些副作用，中医药治疗与其合用，可减副增效，发挥协同作用。

（一）中药与 GnRH-α 协同

GnRH-α 长期使用，患者因雌激素下降至绝经后水平，会产生类似绝经综合征症状，并可能引起骨量丢失。此时，可进行雌孕激素反向添加。也可采用中医药治疗。根据患者临床症状，属于肾阴不足，阴虚火旺之证，可在使用 GnRH-α 的同时给予知柏地黄丸或坤泰胶囊等中成药口服，滋阴降火，改善临床症状。陆黎娟等，在 GnRH-a 治疗中加用滋肾清心汤［由钩藤（后下）10g、莲子心 5g、黄连 3g、生龙齿（先煎）10g、炒白芍 10g、酒萸肉 9g、续断 10g、菟丝子 10g、茯苓 10g、醋龟甲（先煎）9g 组成］，可以减轻子宫腺肌病患者雌激素水平降低的程度，改善烘热汗出、情绪失常、感觉异常、失眠、关节活动异常等低雌激素症状。田蕊等，观察止痛化癥片与醋酸钙胶囊联合亮丙瑞林治疗子宫腺肌病的临床疗效，结果表明：止痛化癥片联合醋酸钙胶囊，可增强亮丙瑞林治疗子宫腺肌病的临床疗效，缩小病灶范围，控制子宫腺肌病的发展，减少不良反应，降低复发率。

（二）中药与 LNS-IUS 协同

LNG-IUS 的副作用主要是不规则阴道出血和闭经。尤其是不规则阴道出血是影响患者依从性的主要原因。此时可合并使用宫血宁，或白柏胶囊，或云南红药，或血平片等中成药，可改善 LNS-IUS 所致的不规则阴道出血。陈泳华等，探讨对子宫腺肌病应用 LNS-IUS 治疗后出现异常子宫出血患者采用云南白药干预的价值，结果显示，云南白药治疗 3、6 个月月经周期的月经失血图评分法评分（menstrual blood loss map scoring， PBAC）、数字评定量表法评分（numerical rating scale method, NRS）均显著低于肾上腺色腙治疗组。表明云南白药可显著改善子宫腺肌病应用 LNS-IUS 治疗后异常子宫出血。中医药的使用不仅可拮抗 LNS-IUS 的不良反应，还可增加其临床效果。刘学芬等的研究发现，与单独给予 LNS-IUS 进行治疗相比，在子宫腺肌病患者中联合应用化瘀散结汤（三棱 10g、莪术 10g、地鳖虫 15g、薏苡仁 15g、贝母 10g、肉桂 3g、广木香 10g、三七粉 3g、艾叶 6g）进行治疗不仅可以有效改善患者病症,缓解病情,降低疾病复发风险,还可以减少 LNS-IUS 使用过程中出现的节育环下移脱落、阴道不规则出血、闭经等不良反应,有效提高治疗安全性。安艳分析 LNS-IUS 联合散结镇痛胶囊对子宫腺肌病患者的痛经、月经量、子宫体积产生的影响。结果显示:将 LNS-IUS 联合散结镇痛胶囊应用在子宫腺肌病患者治疗中可提升治疗效果,改善患者的痛经情况,但在改善患者月经量和子宫体积方面,单纯应用 LNS-IUS 也同样能达到理想的效果。都晓丽等,也发现 LNS-IUS 联合桂枝茯苓丸可有效缓解子宫腺肌病患者痛经、减少月经量、缩小子宫体积。

(三)中药与 DNG 协同

如患者子宫显著增大,并伴月经量明显增多的患者 DNG 可能会导致严重的出血。宁承洁观察自拟止崩汤(茜草 30g、乌贼骨 15g,女贞子、墨旱莲、川续断、枳壳、党参、炒白术、各 15g,益母草 30g、炙甘草 6g)对子宫腺肌病 DNG 治疗后肾虚血瘀证异常子宫出血的疗效。研究显示,自拟止崩汤联合 DNG 组治疗 3 个周期和 6 个周期后,阴道流血天数、阴道流血量(PBAC 评分)、中医证候积分、血红蛋白值等各项指标均优于肾上腺色腙联合 DNG 组。中药的使用还可提高 DNG 治疗子宫腺肌病临床疗效。杨娜等,探究补肾温阳化瘀方联合 DNG 治疗肾虚血瘀型子宫腺肌病的临床疗效。补肾温阳化瘀方联合 DNG 治疗肾虚血瘀型子宫腺肌病有较好的临床疗效,可改善患者痛经程度、中医证候,以及减少月经量,改善贫血状态,缩小子宫体积及降低 CA125 水平。

(四)中药与米非司酮协同

米非司酮可缓解子宫腺肌病痛经,显著减少出血,并可诱发闭经。大量文献显示,每日 12.5mg 剂量的米非司酮治疗子宫腺肌病 3 个月是安全有效的。李娟等,研究米非司酮联合血府逐瘀汤治疗子宫腺肌病的临床效果,对照组于月经第 1 天开始空腹口服,10mg/ 次,1 次 /d,连续治疗 6 个月。治疗组在此基础上加服血府逐瘀汤(生地 25g、赤芍 20g、枳壳 15g、川芎 25g、当归 20g、桃仁 15g、桔梗 15g、红花 15g、柴胡 20g、牛膝 10g、甘草 15g),1 剂 /d,每剂煎服 2 次,连续治疗 6 个月。结果观察组痛经持续天数、痛经程度、行经量、CA125、子宫体积均显著小于对照组。

二、局部介入治疗的中西医结合协同管理

(一)中药与 UAE 的协同管理

由于 UAE 仅能缩小病灶、改善症状,而不能切除病灶,因此后续还需长期管理。葛春梅等,采用散结镇痛胶囊联合三丙烯明胶微球子宫动脉栓塞治疗

子宫腺肌病，与 UAE 组比，联合治疗组术后 3 个月的月经量、子宫体积、子宫内膜厚度、COX 痛经症状量表（The Cox Menstrual Symptom Scale，CMSS）评分及胰岛素样生长因子Ⅰ（insulin-like growth factor 1，IGF-Ⅰ）、VEGF、CA125 水平均低于对照组。

（二）中药与 HIFU 的联合管理

基于 HIFU 治疗后瘀热互结病机，以"热邪郁积"之症状是否明显，将其分为消融早期和消融晚期进行论治，消融早期清热解毒、凉血止痛，消融晚期活血化瘀、消癥散结。李玉洁采用射频消融结合中药桂枝茯苓丸治疗子宫腺肌病，在改善痛经、减少月经量方面取得较满意疗效。

三、中药与手术治疗的协同管理

对于行保留子宫手术的患者，其术后的管理显得尤为重要。为了避免复发，术后可用 GnRH-a、LNS-IUS、地诺孕素进行长期管理，也可用中医药长期管理。应翩等，研究表明子宫腺肌病患者腹腔镜术后应用裘氏内异方的临床疗效与 GnRH-a 相当，腹腔镜术后使用 GnRH-a 联合裘氏内异方在缩小子宫腺肌病患者子宫体积，改善贫血，降低 VAS 评分、CA125 水平及复发率方面相较单纯 GnRH-a 治疗更具优势。

四、中药与辅助生殖技术协同促进妊娠

中医药可多途径、多靶点改善盆腔、子宫内膜内环境，提高子宫内膜容受性，改善卵巢功能，提高子宫腺肌病患者辅助生殖技术（assisted reproductive technology，ART）的妊娠率。王颖等，观察桂枝茯苓丸加味对子宫腺肌病患者冻融胚胎移植（frozen thawed embryo transfer，FET）周期的影响，对照组给予降调节激素替代方案治疗，观察组给予降调节激素替代方案联合桂枝茯苓丸加味治疗。结果：观察组转化日子宫内膜厚度、临床妊娠率、胚胎种植率均显著高于对照组。潘丽贞等，在子宫腺肌病合并不孕患者 GnRH-a 治疗 3 个疗程后，对照组予以尿促卵泡素＋绒促性素＋来曲唑治疗，治疗组在对照组的基础上加化瘀消癥方。结果：两组患者治疗前后子宫体积、内膜厚度、子宫动脉搏动指数（pulsatility index，PI）、阻力指数（resistance index，RI）、收缩期血流速度峰值（peak systolic velocity，PSV）比较，差异均有统计学意义；治疗组妊娠率为 60.00%（18/30），显著高于对照组的 33.33%（10/30）。

（程 雯）

第三节 自我管理

子宫腺肌病由于痛经或慢性盆腔痛、异常子宫出血、继发性不孕或不良妊娠结局等症状存在,极大影响患者的生活质量,并给家庭及社会带来沉重的经济负担。作为一种进展性疾病,子宫腺肌病需要规范的全程管理,而其中每个关键步骤都离不开患者的积极参与,良好的患者教育有助于提高患者的自我健康管理能力,帮助实现子宫腺肌病的全程管理目标。

（一）自我管理的意义

围绕子宫腺肌病的患者教育目标包括:一方面,提高患者对疾病的认知,自我识别患病风险,促进早期诊断与早期干预,减少对生育的不利影响;另一方面,提高患者对治疗与随访的依从性,达到"缓解疼痛、减少出血和促进生育"的主要治疗目标。所以患者的自我管理主要从认知和依从两方面落实与提高。

自我管理行为可以对疾病并发症的发生起到一定的预防作用,对于患者健康的提升起到积极促进作用。此外,良好的自我管理行为能改善患者的临床症状,使患者并发症的发生率降到最低,减少医疗费用,患者生活质量也会得到显著的提升。

（二）子宫腺肌病自我管理定义

子宫腺肌病自我管理是指患者在医护人员的协助下,通过管理症状、治疗、生理和心理变化,以做出生活方式改变,主要通过自我管理行为量表来进行客观规范。自我管理行为量表包括症状管理、日常生活管理、情绪管理、信息管理四个维度。

（三）自我管理实施

1. 症状管理 症状管理是指子宫腺肌病患者主动使用处置措施或求助他人的帮助处理疼痛、异常子宫出血、躯体不适等。包括足够的应对行为、治疗药物的依从性、注意疾病的变化等。

2. 日常生活管理 日常生活管理是指子宫腺肌病患者采用主动的方式进行适当的运动,并且在饮食、活动方面注意避免诱发症状发作的因素。

3. 情绪管理 情绪管理是指子宫腺肌病患者通过对自己情绪的自我认识、自我控制,主动采取与人交谈、转移注意力、求助专业人员等方法,处理子宫腺肌病所引起的恐惧、悲伤、愤怒、内疚等情绪变化。

4. 信息管理 信息管理是指子宫腺肌病患者主动通过书籍、报刊、电视、网络,以及与医务人员沟通等,获取与子宫腺肌病治疗、检查、保健、药物的相关知识。

这四个方面的自我管理以科学、简洁、实用、可操作的原则制订成量表的形式。自我管理行为量表按照四个方面确定内容与结构，每个方面为一个维度或因子，采取"没有做到、很少做到、有时做到、经常做到、总是做到"五点等距评分法，按选项顺序分别记为1分、2分、3分、4分、5分，由患者自己选择一个最适合自己的等级并在其上打勾，得分越高说明自我管理行为越好，分量表及总量表得分为其所包含的各个条目得分之和。

（四）自我管理量表内容

症状管理评分表详见表9-3-1，生活管理评分表详见表9-3-2，情绪管理评分表详见表9-3-3，信息管理评分表详见表9-3-4。

表9-3-1　症状管理评分表

| 症状管理 | 自我管理行为评分 / 分 | | | | |
	没有做到 1	很少做到 2	有时做到 3	经常做到 4	总是做到 5
了解药物作用及副作用					
遵医嘱用药					
按医生建议定期复查					
了解化验及检查结果					
自我监测疼痛等症状					
出现疼痛、异常子宫出血等时寻求帮助					

表9-3-2　生活管理评分表

| 生活管理 | 自我管理行为评分 / 分 | | | | |
	没有做到 1	很少做到 2	有时做到 3	经常做到 4	总是做到 5
能按医生建议均衡饮食					
我会选择适当的方式锻炼					
我会根据身体状况，适量做家务					
我每周的运动时间会超过2～3小时					

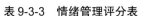

表9-3-3　情绪管理评分表

情绪管理	自我管理行为评分 / 分				
	没有做到 1	很少做到 2	有时做到 3	经常做到 4	总是做到 5
我会告诉自己要乐观					
心情不好时转移注意力					
我会与病友间交换心理感受					
烦恼时我会向家人朋友倾诉 烦恼					
我会通过锻炼等方法调节情绪					

表9-3-4　信息管理评分表

信息管理	自我管理行为评分 / 分				
	没有做到 1	很少做到 2	有时做到 3	经常做到 4	总是做到 5
和医生商讨病情等有关的私 人问题					
对于疾病治疗不明白的地方 会咨询医生					
我会与病友间交换疾病知识					
我会看报纸或书籍获取相关 信息					
我会看电视或上网了解相关 信息					

　　通过规范的自我管理，让患者转变原来的思维模式，明白自己也能成为自身疾病的专家，积极主动地参与到自己的治疗和随访中，从而提高治疗的效果，实现满意的生活质量。

　　（五）自我管理的具体体现

　　1. 生活态度方面　要保持乐观的心态。心情愉快是非常重要的事情，每个人都不可能一帆风顺，压力与不顺处处存在，所以必须摆正心态，以乐观的心态面对人生。子宫腺肌病患者如果心理压力过大，情绪不稳，会对病情产生不利影响。

　　2. 饮食营养方面　要调节饮食。建议多吃含蛋白质、维生素的食物。如果月经量过多，可吃富含铁质的食物，以防缺铁性贫血，但要慎用具有温热、活血的食物，避免月经量进一步增多。

（1）饮食建议：①饮食要清淡、低脂肪。②宜多吃补血食物，如菠菜、鲜枸杞汁、藻类、沙棘汁等。③烹调上要少油、少盐、少糖；主食以五谷杂粮为主，如糙米、芡实、高粱、小米、荞麦、燕麦、小麦、大麦、黑糯米、胚芽米、菱角、莲子等。④宜常吃十字花科蔬菜，如甘蓝、大白菜、小白菜、胡萝卜、白萝卜、根芥菜、白花椰菜、青花菜、荠菜、结球白菜、芥蓝菜等。

（2）中医药膳食疗：除服药治疗外，饮食配合治疗也很重要。

1）常用食疗：①益母草 50 克，陈皮 9 克，鸡蛋 2 个，加水适量共煮，蛋熟后去壳，再煮片刻，吃蛋饮汤。月经前 5 天开始每天 1 次，服用至月经第 3 天。②元胡、艾叶、当归各 9 克，瘦猪肉 60 克，食盐少许。前 3 味中药加水 1 500ml，煎取 500ml，去药渣，再入猪肉煮熟，用食盐调味服食。月经前 3 天开始，每天 1 剂，连服 5 剂。适用于气滞血瘀证者。

2）血瘀证：配合药膳食疗：①未孵出的带毛鸡（鸭）蛋 4 个、生姜 15g、黄酒 50ml。带毛鸡（鸭）蛋去壳、毛及内脏，加黄酒、生姜同煮熟，调味后服食。月经前 3 天开始，每天 1 剂，连服 5 日。②丝瓜子 9g，红糖适量，黄酒少许。丝瓜子焙干，水煎取汁，加黄酒、红糖调服。月经前 3 天开始，每天 1 次，连服 5 日。

3）痰瘀相结证：配合药膳食疗：①白术 250g，苍术 250g，茯苓 250g，生姜 150g，大枣 100 枚。前 3 味洗净烘干，研末，大枣去核，生姜捣成泥后去渣。以姜枣泥调和药粉为膏，防腐储存备用。早晚各服 30g。用 150ml 温开水调和成稀糊状。②薏苡根 30g，老丝瓜 30g，水煎取汁，加红糖少许调味服食，月经前 3 天开始，每天 1 次，连服 5 日。

4）二鲜汤：鲜藕 120g（切片）、鲜茅根 120g（切碎），水煎取汁当茶饮。有滋阴凉血、祛瘀止血功效。适宜月经量多，血热瘀阻型。月经前 3 天开始，每天 1 次，连服 5 日。

5）银耳藕粉汤：银耳 25g、藕粉 10g、冰糖适量，银耳泡发后加适量冰糖炖烂，入藕粉冲服。有清热润燥止血功效。适宜月经量多，血色鲜红者。月经前 3 天开始，每天 1 次，连服 5 日。

3. 运动方面 要适量运动，选择舒适的运动方式。对于患有子宫腺肌病的女性而言，在日常生活中适当进行一些轻运动项目，会刺激大脑分泌内啡肽，对于缓解子宫腺肌病造成的痛经有积极的作用。如加速新陈代谢的瑜伽、增强心肺耐力的有氧运动，以及最为休闲的散步，对子宫腺肌病患者症状的改善均有一定的帮助。

4. 治疗依从性方面 要积极治疗子宫腺肌病及其并发症,避免不必要的雌激素类药物,有治疗需求时,需要规范地按医嘱用药。

如果已经确诊为子宫腺肌病,建议定期去医院复查,一般3~6个月复查1次。如随着时间变化,子宫腺肌病的病灶增大比较明显,痛经加重并且难以忍受,月经量增大引发贫血时,要高度重视,需要到正规的医院治疗,规范随访和复诊。

在预防方面,要避免流产和子宫宫腔内手术,宫腔操作会增加患上子宫腺肌病的风险。已经患上子宫腺肌病的女性更要避免宫腔手术,否则会加重子宫腺肌病病情,因此,夫妻双方应积极采取避孕措施,尽量避免或减少流产。

总而言之,在专科医师指导下,引导患者积极参与自我管理和病友间的互助管理,让患者承担一定的预防性和治疗性保健工作是非常重要且有意义的。在子宫腺肌病长期管理中,不仅主张秉承中医传统治未病的思想,而且宜古为今用,将中医养生、食疗及中医康复治疗等运用到长期管理中,将是完善、发展我国慢性非传染性疾病管理模式的重点和特色。

(翟东霞)

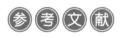

1. 张雨桐, 王仕林, 孙远征, 等. 温针灸治疗寒凝血瘀型子宫腺肌病继发性痛经的临床效果. 中国医药导报, 2023, 20(5): 146-149.

2. 唐磊, 王国华, 庞颖, 等. 桂枝茯苓丸中成药联合孕三烯酮治疗子宫腺肌病的meta分析. 中国医药导报, 2022, 19(25): 133-136.

3. 刘雨昕, 王国华, 郑东京. 桂枝茯苓丸加减治疗子宫腺肌病的Meta分析. 世界中西医结合杂志, 2020, 15(12): 2190-2197.

4. 李澄. 子宫腺肌病的中医药真实世界研究及中成药联用疗效观察. 济南: 山东中医药大学, 2019.

5. 卢利霞, 边文会. 中西医治疗子宫腺肌病研究进展. 河北中医药学报, 2019, 34(3): 54-58.

6. 李澄, 李盼盼, 张芳, 等. 中成药在子宫腺肌病治疗中的应用研究进展. 中成药, 2019, 41(12): 2973-2977.

7. 彭超, 周应芳. 子宫腺肌病药物治疗选择及长期管理. 中国实用妇科与产科杂志, 2019, 35(5): 516-519.

8. 张信美, 徐萍. 子宫腺肌病分层治疗及管理. 浙江大学学报(医学版), 2019, 48(2): 123-129.

9. 孙伟伟, 于波, 刘永, 等. 子宫内膜异位症长期管理理念及管理原则. 中华健康管理学杂志, 2019, 13 (3): 262-264.

10. 易晓芳, 黄季华. 子宫腺肌病的患者教育及全程管理. 山东大学学报 (医学版), 2022, 60 (7): 32-35.

11. 温相霞. 运动处方对 HIFU 术后子宫腺肌病患者痛经的影响. 重庆: 重庆医科大学, 2019.

12. 庄丽芬. 自我管理导向的 5A 护理模式对子宫内膜异位症痛经患者 ESCA 评分及负性情绪的影响. 吉林医学, 2022, 43 (12): 3415-3417.

13. 查海燕, 雷晓平, 毛静, 等. 个案管理模式对提高子宫内膜异位症手术患者自我管理能力和受孕成功率影响的研究. 中国医药科学, 2020, 10 (9): 94-97.

14. 俞美芬, 何惠萍. 自我管理指导联合动机访谈对子宫内膜异位症患者 ESEA 评分及术后康复的影响. 中国妇幼保健, 2020, 35 (20): 3741-3743.

15. 顾芳萍, 瞿水香, 秦建芬, 等. 慢性病患者自我管理需求评估工具的研究进展. 护理与康复, 2022, 21 (1): 92-94.

16. 程文秀, 郁悦, 刁翰林, 等. 中医体质学说在子宫腺肌病防治方面的应用研究. 现代中医临床, 2021, 28 (1): 69-72.

17. 谭溶, 刘爱玲. 中医食疗在妇科病证范围与剂型概述. 新疆中医药, 2012, 30 (1): 22-23.

18. 何承殷. 基于岭南地区文献研究探讨妇科常见病的食疗方法与规律. 广州: 广州中医药大学, 2017.

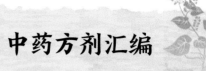

中药方剂汇编

四画

止崩汤（宁承洁经验方）：茜草　乌贼骨　女贞子　墨旱莲　川续断　枳壳　党参　炒白术　益母草　炙甘草

少腹逐瘀汤《医林改错》：小茴香　干姜　延胡索　五灵脂　没药　川芎　当归　生蒲黄　官桂　赤芍

中药热敷（周丽萍经验方）：桂枝　吴茱萸　当归　丹参　艾叶　乌药　三棱　莪术

中药敷贴（方功勤经验方）：乌药　王不留行　皂刺　桂枝　小茴香　香附　干姜　丁香　乳香　没药　穿山甲　沉香　艾叶　冰片

中药敷贴（游钰云经验方）：艾叶　肉桂　白芷　白丁香花根　防风

化癥汤（梁文珍经验方）：石见穿　刘寄奴　王不留行　三棱　莪术　桂枝　牡丹皮　赤芍　䗪虫　生水蛭

化滞汤（徐涟经验方）：桃仁　苏木　当归　川芎　蒲黄　五灵脂　花椒　炒小茴香　生三七　甘草

化瘀散结汤（刘学芬经验方）：三棱　莪术　地鳖虫　薏苡仁　贝母　肉桂　广木香　三七粉　艾叶

五画

归肾丸《景岳全书》：菟丝子　杜仲　枸杞子　山茱萸　当归　熟地黄　山药　茯苓　桃仁　生蒲黄

四物汤《太平惠民和剂局方》：熟地黄　当归　白芍　川芎

加味桂枝茯苓丸（游钰云经验方）：桂枝　茯苓　丹皮　赤芍　桃仁　水蛭　牛膝　三棱　莪术　浙贝母　八月札　半枝莲　香附　延胡索　杜仲

加味消瘤汤（门成福经验方）：桂枝　茯苓　桃仁　赤芍　牡丹皮　炮穿山甲细粉（冲）　皂角刺　三棱　莪术　水蛭　丹参　卷柏　刘寄奴　薏苡仁

败酱草　香附　延胡索

加味温经汤(门成福经验方)：吴茱萸　肉桂　川芎　当归　白芍　牡丹皮　炮姜　姜半夏　麦冬　党参　炙甘草　阿胶珠　丹参　三棱　莪术　水蛭　香附　延胡索

加味芍药甘草汤(李坤寅经验方)：田七　五灵脂　芍药　延胡索　甘草

六画

当归芍药散《金匮要略》：当归　芍药　茯苓　白术　泽泻　川芎

血府逐瘀汤《医林改错》：当归　地黄　桃仁　红花　枳壳　赤芍　柴胡　桔梗　川芎　牛膝　甘草

刘氏灌肠方(经验方)：当归　丹参　三棱　莪术　水蛭　赤芍　炙乳香　炙没药　海藻　桂枝　枳壳　山慈菇　蜈蚣

安胎方加减(金季玲经验方)：菟丝子　续断　桑寄生　党参　白术　黄芪　陈皮　黄芩　白芍　熟地黄　炙甘草　砂仁　山药

安胎方(尤昭玲经验方)：党参　黄芪　山萸肉　槲寄生　山药　苎麻根　白术　石莲子　莲须　紫苏梗　川续断

异位灵加减(金季玲经验方)：桂枝　茯苓　赤芍　白芍　丹参　牡丹皮　三棱　莪术　夏枯草　浙贝母　鳖甲　乌药　香附　皂角刺

妇科调经2号方(何成瑶经验方)：菟丝子　覆盆子　车前子　五味子　枸杞子　当归　川芎　牡丹皮　赤芍　茯苓　牛膝　法半夏　桃仁　山药　枣皮　生地黄　香附　白芍　熟地黄　甘草片

七画

寿胎丸《医学衷中参西录》：菟丝子(炒炖)　桑寄生　川续断　阿胶

吴氏灌肠方(经验方)：三棱　莪术　红藤　皂角刺　蜂房　赤芍　桃仁

补肾祛瘀方(经验方)：炒当归　赤芍　白芍　淮山药　川断　丹参　五灵脂　石见穿　骨碎补

八画

降调方(尤昭玲经验方)：党参　黄芪　白术　珍珠母　酸枣仁　绿萼梅　乌药　夜交藤　代代花　三七花　甘草

参芪四物汤(门成福经验方)：党参　黄芪　熟地黄炭　当归　白芍　乌贼骨　茜草　荆芥炭　阿胶珠　杜仲炭　川断　川芎

　　经前期经验方(尤昭玲经验方)：金银花　连翘　紫花地丁　蒲公英　醋香附　柴胡　山药　土鳖虫　益母草　甘草

　　经期经验方(尤昭玲经验方)：金银花　连翘　两面针　木槿花　生栀子　石见穿　蒲公英　紫花地丁　益母草　鸡血藤　大血藤　土鳖虫　山药　荔枝核　延胡索　橘核　川楝子

　　经后期经验方(尤昭玲经验方)：党参　黄芪　白术　山药　莲子　红景天　绞股蓝　无柄灵芝　菟丝子　桑葚　枸杞　覆盆子　甘草

九画

　　胡芦巴丸(肖承悰经验方)：胡芦巴　巴戟天　小茴香　吴茱萸　川楝子　川乌

　　促排方(尤昭玲经验方)：熟地黄　山药　莲肉　百合　玉竹　石斛　菟丝子　枸杞子　覆盆子　桑椹子　玄参　甘草

　　盆炎痛方(张晋峰经验方)：蒲公英　夏枯草　忍冬藤　红藤　柴胡　枳壳　甘草　芍药　赤芍　黄柏　苍术　薏苡仁　怀牛膝　蒲黄　五灵脂　川楝子　元胡　乳香　没药　三棱　莪术

十画

　　桂枝茯苓丸《金匮要略》：桂枝　茯苓　丹皮　桃仁　芍药

　　益肾化瘀方(卢苏经验方)：川续断　炙黄芪　五灵脂　蒲黄炭　延胡索　莪术　合欢皮　紫丹参　石见穿　皂角刺　昆布　鬼箭羽　炙甘草

　　调经号方(何成瑶经验方)：菟丝子　覆盆子　车前子　五味子　枸杞子　当归　川芎　牡丹皮　赤芍　茯苓　牛膝　法半夏　桃仁　山药　大枣　生地黄　香附　白芍　熟地黄　甘草

十一画

　　理冲汤《医学衷中参西录》：生黄芪　党参　白术　山药　天花粉　知母　三棱　莪术　鸡内金

　　着床方(尤昭玲经验方)：党参　黄芪　寄生　山药　白术　莲子　续断　紫苏梗　葛根

　　清热调经汤《古今医鉴》：牡丹皮　黄连　地黄　当归　白芍　川芎　桃仁　红花　延胡索　莪术　香附

十二画

琥珀散《普济本事方》：三棱　莪术　丹皮　当归　赤芍　生地　刘寄奴　肉桂　乌药　元胡　琥珀　夏枯草　生牡蛎　党参

痛经宁方（胡国华经验方）：生蒲黄　大红藤　制乳香　制没药

痛经1号方（金季玲经验方）：当归　白芍　柴胡　香附　合欢皮　桂枝　吴茱萸　乌药　川芎　阿胶　延胡索

滋肾清心汤（陆黎娟经验方）：钩藤（后下）　莲子心　黄连　生龙齿（先煎）　炒白芍　酒萸肉　续断　菟丝子　茯苓　醋龟甲（先煎）

隔药灸（赵梦夏经验方）：熟附子　吴茱萸　延胡索　乳香　没药　食盐　冰片

隔药灸（马玉侠经验方）：附子　熟地黄　吴茱萸　当归　川芎　茯苓　延胡索　乳香　没药　冰片

十三画

蒲翘消瘰丸（魏绍斌经验方）：蒲公英　连翘　玄参　生牡蛎　浙贝　白花蛇舌草　夏枯草　薏苡仁　三棱　莪术　炙鳖甲　三七粉

十四画及以上

膈下逐瘀汤《医林改错》：桃仁　牡丹皮　赤芍　乌药　延胡索　甘草　当归　五灵脂　红花　川芎　枳壳　香附

灌汤方（经验方）：三棱　莪术　蜂房　皂角刺　赤芍